# 大震災からのこころの回復

## リサーチ・シックスとPTG

Posttraumatic Growth

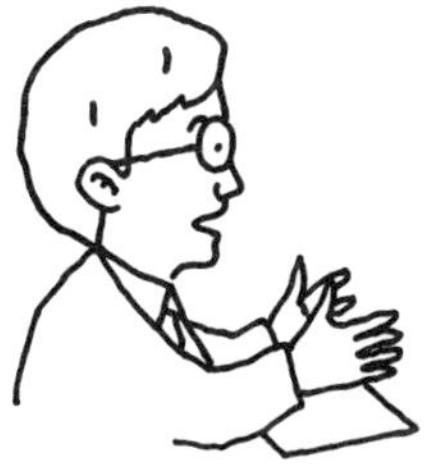

長谷川啓三・若島孔文［編］

新曜社

# 大震災からのこころの回復――目次

## 行政職員・派遣職員のストレスの特徴とカウンセリング支援……42

## リサーチ3　ソリューション・バンク

リサーチ4　リラクゼーションプログラム「T-RACO」

## リサーチ5 震災婚・震災カップル

## リサーチ6　震災スピリチュアリティ



装幀＝桂川　潤

# リサーチ・シックス――役に立つこころの支援とは？

――長谷川啓三

## *1* はじめに

本書は東日本大震災の発生直後から4年を経過する時点までの筆者らの「こころの支援」活動を巡る、まとめの試みである。その中でも本書は「リサーチ・シックス」と名づけた「調査と実験」を中心とした研究活動についてやや詳しく報告し検討を加えるものである。研究活動に伴って、緊急事態の中でどのように協力をいただくための「信頼」を獲得していったのかという点についても筆者らの奮闘ぶりをお伝えし、検討を行っている。

震災直後から、現地にある大学、それも「基幹大学」と呼ばれる教育と研究の中心機関として期待される大学に生活をする者として、この大きな緊急事態にこそ役立つ「こころの支援活動」と「研究」を遂行することなくして「なんの学問ぞ⁉」という気持ちでこれまで取り組んできた。

もともと本書に関わってきた報告者の全員が「役に立つ基礎研究を！」というスタンスで日常の研究活動を行ってきたので、この震災時にも、本書で示す研究テーマについて、これまで以上に特別なものを要求されるものはなかった。こんなことがあった。被災者でもある研究者の一人が避難所での支援活動を終えて疲れている中、これから示す研究テーマを共同で進めていく会議で「やりましょう、対象が違うだけです！」と明確に断言したのには、リードをする位置にある者のひとりとしてとても嬉しく頼もしい気持ちを持ったことを覚えている。

今回の緊急事態でのこころの支援活動の中で、筆者らの出発点になったものの一つは、国際的な支援組織による支援方法の講習を受けたことであった。そこでは2日間にわたり東北大学を会場に、臨床心理相談室が主催者となって実施したもので、米国、インド、中国、日本からの研究者が現地の支援者と研究者を対象に講習を行ってくれた。そこで学んだことは、まずいわゆるＰＴＳＤ（ポスト・トラウマティック・ストレス・ディスオーダー）の出現が遅いものであり、出現の頻度も決して多いものではないこと。純粋な形態のそれは、心理的な問題の先ず数パーセントにすぎないこと。多くは予想よりも、もっともっと日常に出会っている心理的問題が多いこと。この指摘はこれから本書に紹介する研究と実践を進めていくうえで、とても重要な出発点になった。

また極度のストレスの緩和策としての「デブリーフィング」については、阪神・淡路の震災支援の経験から議論があったものであり、筆者らも、その検討の渦中にあった。つまり被災者をグループにしてその体験を話し合ってもらうという集団療法的な方法の是非を巡ってである。それは生々しい体験を巡る話し合いであり、主に米国での支援で使用され、注目も浴びた方法である。今回の大震災でも、その方法を薦め、実践しようとする支援者、研究者が既に存在していた。そんな中での講習だった。

さて本書では、上記のことも含め、私たちなりの結論を一般的な事態で検証したものを示させていただいた。これは他の研究者のためというよりは、むしろ自分たちの次の10年のために、今回経験したものを、より一般的な形で検討したものである。大学に生活をし、少なくない指導生を持つ研究者として、また教育者として、各地の大学・研究機関で専門家として職を持つ者を既に送り出している。本書は、そんな社会的な責任を持つ研究者として、また支援者として、今後もその一般性を確認した支援の方法をもとに、さらに支援の工夫を進めるために編んだものである。

## *2* リサーチ・シックス

本書では、上記の経緯も含め、調査と実践から得られた私たちなりの結論を一般的な事態で検証したものを「リサーチ・シックス」として示させていただいた。

リサーチ・シックスのシックスは数字の「6」の意味で、当初、支援活動を遂行する中で、支援遂行のために、どうしても確認しておく必要があると思えたことが6つのテーマにわたったことに起因している。

最初に紹介するリサーチは、これから長期にわたるであろう被災者の「こころの支援」に関する土台となる調査である。すなわち、筆者らのチームが支援対象とした、**支援者の支援**に関する調査、ここでは被災地域の行政職員の4回にわたる全数に近いストレスの経年調査を含むものである。ここではいくつかの重要なことを見出した。その一つは、支援者のストレスは震災から3年目の平成二六年度から数倍の規模で増すだろうということだった。また全国の行政機関から被災地の行政を支援するために派遣されてきた方々の、被災者とは異質のストレスについて、その特殊性を調査から見出した。派遣支援者の方々のストレス。中には自死する支援者も見受けられ、今後の自治体による、いわば「善意」の派遣事業について、提言もさせていただくことにした。

二つ目に紹介するリサーチは、仮設住宅が設置される「避難所の時期」に既にみられた活動で、全国的に注目もされた、被災者自身が始めた**震災川柳**である。その機能とこころの支援としての意味について、インタビューと調査を通して検証した。川柳は震災発生から1カ月を満たさないうちに詠み出され、その後、2年にわたり続けられたものを集積し、出版するという事業へと発展した。この「震災川柳」と題して出版する作業は、関連学会から学会賞を与えられることにもなった。どうぞ、そのユニークな活動の背景にある「こころの支援とは何か?」という根源的な問いにもこたえようとした活動の意味が調査から見えてくるところを読み取っていただきたい。

加えて、三つ目のリサーチとして、仮設住宅の中で遂行してきた活動の一つ、**ソリューションバンク活動**の効果を検討している。これは、執筆者のチームが拠って立つ「システム理論に則って良循環を拡大する」という考え方に従った活動であり、その有効性と展望を述べるものである。

体から入るカウンセリングの有効性は阪神・淡路の経験から筆者らも聞いていた。四つ目のリサーチとして、被災者の心理的支援に実際に活用することができるリラクゼーション技法**T-RACO**(ティーラッコ)を発表し、その開発経緯やプログラムの実施方法、実施後に得られた感想、導入における留意点などを詳述した。T-RACOはこの4年間に一定の効果が実証されている。今後、プログラムが必要な場面に直面したときには、実践し、さらに有効なものに仕上げたい。

さらに、**震災婚・震災カップル**と名づけて検討した。それは執筆者のチームがわが国における家族心理学・家族カウンセリングの主導的な位置にある大学院でもともと学んできたことに深く関係している。本書に紹介する五つ目のリサーチとして、震災を機に籍を入れたカップルや離婚を意図したカップルを中心にその経緯を検討し、まとめている。仮設住宅の中でカップルが生まれるという喜ばしい事態はもちろん、ここでは一見華やかに見え、周りを明るくするテーマの下にあるカップルと家族というシステムに生じた問題から、人間の全体的な「幸福」というものに関わる大きなテーマにも触れている。

最後に、六つ目のリサーチとして、**震災スピリチュアリティ**について検討している。これは阪神・淡路の頃よりも、今回、被災後の宗教者の活動が目立って報道されたということも研究の動因になっている。犠牲者を出されたご家族にとって、正直なところ、葬儀と弔いの宗教の諸方法がカウンセリングよりも家族を慰め得たという場面を見ることも少なくなかった。また筆者らの仲間では「臨床宗教師」といった名称で、心ある宗教者がカウンセリングの傾聴訓練を中心に訓練を受けたうえで今回の支援活動に臨まれた方々もいらっしゃる。ここでは「地域の持つスピリチュアリティの活用」と仮称して、筆者らとしてはこの現象について最初の検討を加え、今後の支援に活かしたいと意図した次第である。考えると、ウイリアム・ジェームス以来、このテーマは心理学を専門とする者にとって大きなものであったことも、今回の支援体験から請われたものだった。

## 3　ポスト・トラウマティック・グロウス

### ●ＰＴＧとは

次に、筆者らが東日本大震災での心理社会的支援にあたって中心に置いた概念であり、支援チームの名称にもしたポスト・トラウマティック・グロウス（Posttraumatic Growth：ＰＴＧ）について述べたい。

ＰＴＧとは、こころのトラウマになるような事態の経験後に「もがき苦しむ」段階を経て、心理的に成長を示すような現象をいう。筆者らは家族臨床を日常にしているのでポスト・トラウマティック・ファミリー・グロウス（ＰＴＦＧ）と呼ぶこともある。

筆者らがこの概念をチーム名にしたのには理由がある。筆者らは心理的な支援方法で一九八〇年代に盛んになって、こころの健康な側面に焦点を当てる思潮の中で最も成功をみてきた「ＳＦＡ」と略称される「解決志向アプローチ」（Solution Focused Approach）と呼ばれる方法を一九五六年に日本に最初に紹介し、発展をさせ、その成果が海外でも紹介されている研究者らを含むチームであるからである。後述するが、ＳＦＡとＰＴＧの発想には共通するところが多い。また、筆者らのチームの中心メンバーは、心理的な介入方法としては、家族療法・ブリーフセラピーを専門としている臨床心理士であることも関係している。

さて以下には、ＰＴＧ概念に加えて、ブリーフセラピーの主要な方法である解決志向的な方法と関連するシステム論の要点を解説しておく。読者諸賢におかれては筆者らが込めた両者の底辺での共通点を見出されるものと思う。

## ●解決志向的方法とＰＴＧ

われわれは、心理的なものを含め、生活上に「問題」を生じた場合、その問題の原因を追究して、それを取り払って解決を図ろうとする。あるいは既に過ぎ去った問題の原因を、現在において埋め合わせて補償しようともする。「育て直し」という考え方はその典型的な例であろう。

さて、埋め合わせや補償ができることを「真の解決」であると考えるならば、過去という過ぎ去った時間は不可逆であり、それゆえ、完全な埋め合わせなどできないということになり、被害体験は被災者に損失のみを与えたことになってしまう。こうした考え方では、われわれが生きていくこと自体、損失の積み重ねということにもなりかねない。

しかしながら、われわれは喜怒哀楽を湧き起こすような体験を積み重ねながら生きていく。生きていくということはそのような体験の積み重ねであると考える。ＳＦＡ、すなわち解決志向アプローチでは、解決に直接、焦点を当てる。ここでいう解決とは、「例外」や資源を意味する。例外とは、問題が生じていないとき、あるいは問題がある中でも、比較的うまくいっている事態を指している。

東日本大震災でも、大規模な災害後、被災地域や被災者には問題が山のようにある。しかしそのような中でも、比較的うまくいっている事態や時に解決をみている事態を見つけることができた。ＳＦＡとは、この事態を拡大していこうとする発想である。解決志向の哲学および解決志向的方法を被災者支援に適用したとき、先のＰＴＧという概念と共通するものが見えてきたのである。

反対に、たとえばＰＴＧではなく、トラウマになってしまったストレス障害を示すＰＴＳＤという概念を考えてみよう。それは医学的概念であり、近代医学でいう医学的概念は常に、仮定された健康あるいは正常な状態からの欠落を導き出すという側面がある。しかしＰＴＧとはＰＴＳＤの対照概念ではなく、より広い視野の中にある概念である。それは人がどう生きていくのかという人生を視野に入れた「成長」という意味を併せ持つ。

人はいわばＰＴＳＤでありながらも、また、さまざまな喪失を体験しながらも、明日に向けて生きていく。そこに人としての成長をみるのがＰＴＧという概念なのである。より具体的な、小さな解決行動や問題がある中でも何とか対処しているという被災した人々の力や行動、すなわち、例外に焦点を当て、それを尊重し、拡張していくのが解決志向的方法と言いたいのである。

震災からの復興とは、決して元の状態に戻すことではないことを、筆者らはこの概念にみている。震災という体験を踏まえて、新たに創造され構築されていくものこそが、震災からの回復であり、復興である。こころの回復、そして復興も同様であろうと筆者らは考えている。

## *4*　震災支援とシステム・アプローチ

本書に頻出するもう一つの重要な概念である、「システム」と「システム論」についても、ここで解説を加えさせていただく。

SFAにおける、資源を有効に利用し解決を構築していく姿勢について先述したが、筆者らが被災者支援を行う際に重視したことは、生きたシステムを有効利用することである。すなわち、被災により壊れてしまったかに見える既存のシステムの中に生き残る小さなシステムを見逃さず、有効に利用していくことである。そして新たに動き始めたシステムも同様に活用していく姿勢である。

地域にはもともと力を持つ人々や組織がある。地域には傷ついた人々をケアする役割を持つ人々や組織がある。そして文化的対処行動がある。このような「既にあるシステム」を資源とみなして有効に利用していくことが、筆者らのスタンスである。

ここで、SFAにおける「資源」とはコミュニティ心理学でいわれているような資源というものとは別物である。SFAにおける資源とは、創造され、構築されていくものを含むものである。医療に着目している人々が、地域の文化的対処行動を「生きたシステム」とみなすことについて、必ずしも明るいとはいいがたい。システムは、それを「生きている」ということを意識できる人がいなければ、資源にはなり得ない。ゆえに、筆者らは専門家として、被災者や被災組織にさまざまな提案をしながら問題を共有していく中で、生きたシステムを見出し、資源として活用していくことを旨《むね》とした。

働きかけの方法として、たとえば、避難所では「あなたの状態はどうですか?」と尋ねるのではなく、「周囲の方々の状態はどうですか?」と被災者の方々に問いかけていく。自分のことを話すことに抵抗がある人々も、周囲の人々の状態についてはたくさんのことを話してくれる。これもまた、「他者のため、皆のため」という心性を資源としてみなす一つの方法であり、効果的である。「寝られない人が多いんだ」と話したとき、「ところでご自身は寝られていますか?」と問えば自分自身のことも簡単に話すことができるのである。

システムの活用については後の章でも調査を含めて紹介、検討をしているが、たとえば、南三陸の「震災川柳」では、体験を言葉にして詠むという行為を、被災した人々が自発的に行っていたものである。これ自体おそらく非常に有効な解決行動であろうが、これに専門家が「いいですね」と意味づけたとき、このシステムがより有効な「資源」であるという意味が創造されてゆく面がある。

また、行政職員に対する支援では、組織の誰と交渉を進めるのかに、筆者らは少し迷っていた。そしてある組織では人事課、ある組織では総務課……などなど、その組織のシステムのあり方にフィットした形での交渉が有効であり、ブリーフであることに筆者らはたどり着いた。

たとえば普通、行政の組織は、健康診断や健康調査というシステムを既に持っている。筆者らは、そのシステムに乗せながら、被災状況や心身の健康状態を確認するということも可能であるということに気がついた。ところが震災初期の頃、突然訪れた多くの外部支援者たちが、「この調査用紙を全員に配布し、記入してください」という方式で介入していた現実を、筆者らは目撃した。いわば「隙間を狙って外部から新しいものを無理矢理持ち込む」、あるいは「ズカズカと入り込む」といった形容があたるやり方だった。それに筆者らは違和感を覚え、何とか相互の信頼感を育てながら研究が進められないかと、議論を繰り返した。

あるいはこうも考えた。「他の支援者や組織の活動もまた、震災後に生じた新たなシステムであり、歴史的にみれば既にあるシステムである」。「その地域に根差し活動してきたＮＰＯやその地域の民生委員の方々の活動や力をとりわけ尊重し、活用していくことが大切である」。「それぞれの支援者や組織は別の考え方やルールを持つのは当然のことであり、それゆえ、筆者らのチームとの識別が可能であるのだが、こうした違いを当然のこととして、協力関係を結んでいくことが大切である」。筆者らはさまざまな人々や組織と連携してきた。重なり合える接点がある限りにおいて。とりわけ、「フェアートレード東北」や「パーソナル・サポート・センター」とは多くの活動をともにしてきた。ここに記して御礼を申し上げたい。

リサーチ 1

# 支援者の支援

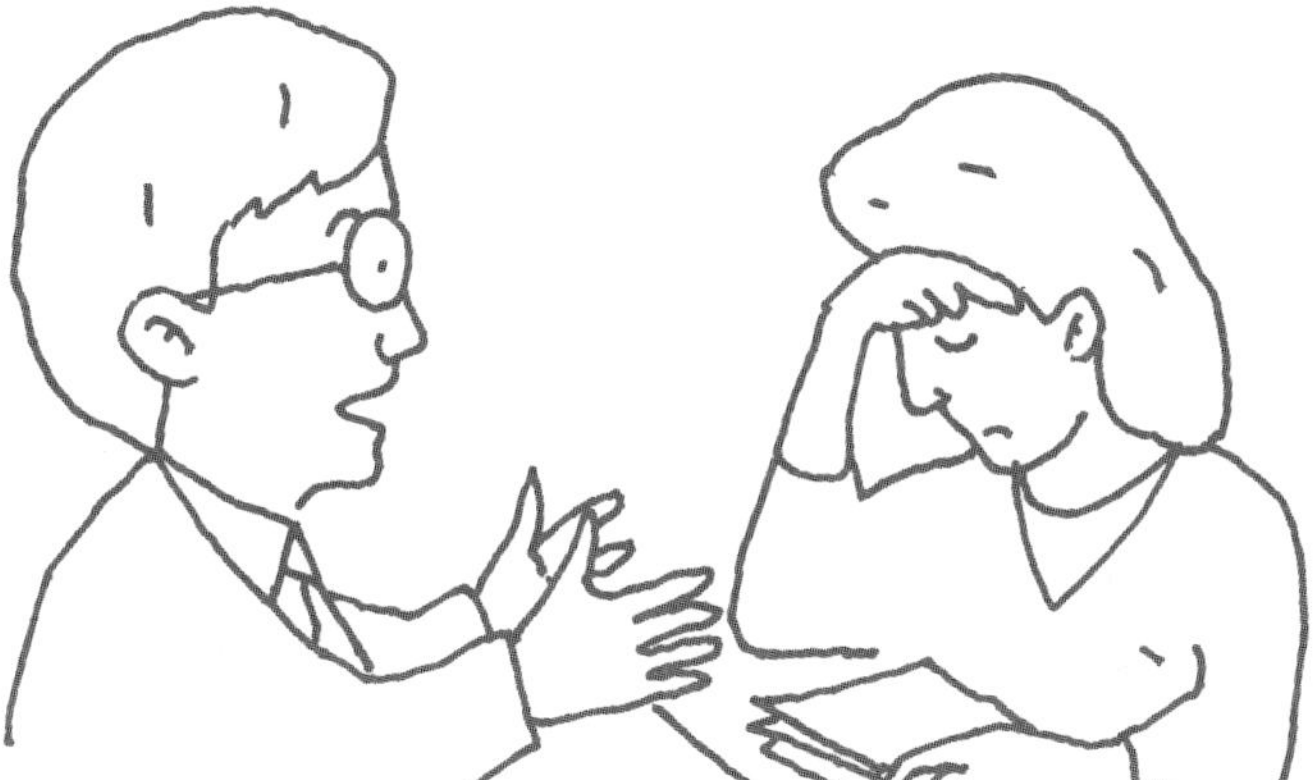

# 緊急時のこころの支援研究のあり方

——長谷川啓三・若島孔文

## 1　調査禍とパラドックス

東日本大震災発生後まもなく、筆者らは知り合いの学校長からある出来事について意見を求められたことがある。それは、関東地方中央部の国立大学の医療系学部から学校宛に質問紙の束が送られてきたとのことだった。質問紙を見せてもらうと、成人用の心の健康調査用紙に急いでふり仮名を振って作成したような質問紙である。これを全校生徒にやってほしいという先方からの依頼であるが、やらねばならないものかと。筆者らは、依頼経路を聞いたうえで、意見を述べた。否定の方向で答えた。質問数が多く、また質問は成人向けで、解答がやや難しいと感じたこともある。当時、他にも同様のことを少なからず見聞した。被災者でもある筆者らとしては、まず、時期的に、とても失礼な依頼だとも感じた。それも急場つくりの質問紙で。他にも同様の感想を持った方も多い。

震災支援について長年中心的に携わってこられたある先生の感想では、毎回、かなりの数の研究者の調査態度に驚かされることが多いとのことだった。医学系、社会学系、教育学系を問わず、基礎系の研究者にみられるという。心理学系、医学系でも、臨床系は少なくとも「研究」でこのような不備をすることは少ないようだとおっしゃった。

しかし臨床心理学系でも、「支援の実践」面では不備を、このたび少なからず耳にした。一つは避難所にボランティアやカウンセラーが大挙して押しかけ、心理的なカウンセリングをしようとした団体がいたことだった。他所でも述べられているが、避難所の入口に、名指しで「こころの支援チームお断り」といった趣旨の貼り紙をされたこともあった。ボランティア側からすれば「善意」なのだが、さらなる問題が二次的に生み出される。すなわち、家族支援では問題を生む中心のメカニズムとされ、最初に避けられるべき、「問題と善意の解決が生む逆説」（パラドックス）とみなされるものである。

## *2* 基本スタンス —— 悪循環の阻止と良循環の拡大

新たな悪循環をつくらないこと！　良循環を拡大すること！

これがシステム論から学んだ筆者らの支援のスタンスである。有効な支援のための「研究」についても全く同じスタンスで臨んできた。本書はそんなスタンスで進めてきた成果の一部を問うものである。

一つのエピソードを紹介したい。「南三陸の中心部は折衝・交渉が難しい」ということを筆者らは風の噂で知っていた[1]。そのため、南三陸町には少なくとも早期には無理な関わりを回避しよう、そのぶん他の場所での支援に力を入れよう、としていた。

しかしながら、支援の流れの中で南三陸町役場に関わる必要が出てきた。そこでやはり難しいとされている機関と対面することとなった。そこでわれわれPTGグループにおける南三陸担当者は折衝・交渉をどのように進めるかについて打ち合わせをした。その際のやりとりで留意したことは、先に掲げた理念にも関わる形で「重要なのは支援が被災者のためになることである（被災者中心主義）。だから、PTGグループが行おうとしている活動を別の機関が行ってくれるならば、それに越したことはない（組織の自己組織性の尊重）。PTGグループも人的資源が限られているのだから」であった。

さてPTGグループにおける南三陸担当者は折衝・交渉が難しいとされている機関と話し合いを行った。わかったことはさまざまな団体（臨床心理士も含めて）が無理矢理押し寄せてくることや筋の通らないやり方に、その機関が「うんざり」しているということであった。

筆者らの先の態度による交渉は、相手方にとても「謙虚」に映ったようである。謙虚にその機関を尊重する姿勢に対して、先方は反対に「ぜひ皆さんのチームとこそ、一緒にやりましょう！」ということになっていった。

いま振り返ってみると、あらかじめ予想されるパラドックスを避けた折衝態度が、反対に交渉に成果を挙げたことになる。家族支援の領域でいう、「予想されるパラドックスに対するパラドックス」が功を奏した、いわば「治療的パラドックス」にあたるのかもしれない。

筆者らは被災者や被災組織をサポートするのが唯一の目的であった。被災者や被災組織に気を遣わせてしまうようなことや、他の支援組織と紛争することは意味がない、ナンセンスともいえる。震災前まで同じ地域で肩を並べて、社会生活を送ってきた人々が、大地震と津波という突然の出来事で、被災者となってしまった。そうした被災者や被災組織に少しでも役に立てないかという思いで支援が開始された。調査・研究のことは全く頭の中になかったのである。しかしながら、結果的に、筆者らのこのようなスタンスは、被災者や被災組織から調査上の協力を得ることを容易にしていただくことになった。

平時に考えると、当然のことに思えるが、調査や研究以前の大前提である「信頼関係」。それがこの緊急時でも重要であり、筆者らの場合は図らずも構築でき、本書を編む基礎になったと考えている。これらのことを今少し掘り下げて、次節で改めて考えてみる。

## 3　調査協力者を得る

「研究協力者」とも呼ばれるようになってそう古くはないこの名称は、被災地で何らかの研究的な関わりを持たねばならない立場に立ってみるとよく理解できる。かつては「被験者・被調査者」と呼ばれた。それに対応して自分たちは「専門家」となるのである。しかしながら、これらの名称が被災の現場での研究に沿わないことを、肌身で感じる経験をしていくこととなった。

筆者らは地元の大学に籍を置く支援の実践者である。一方で、ここで生じている現象を今後のために、より一般化していくための研究が必要であるということも十分に認識している。ゆえに、筆者らは支援者であると同時に研究者でもある。

筆者らの目的は被災者と被災組織のサポートである。したがって、もし調査研究が進められるとするならば、今後被災者となる人々のためではなく、その研究の遂行自体がまさに現在の被災者や被災組織にとって、サポートになる、あるいはセラピューティックな効果がなくてはならないであろうと考えた。

本書の内容の中心であるリサーチ・シックスはそのような前提で進められたものであり、研究の出発時点を筆者らは熟考し、そのストップ、停止を繰り返した。実践的な支援をしながら、その方法と時期を考えていたのである。筆者らが研究者であるがゆえに、これまでの支援がすべて、結局は研究をするためだったのだと思われては本末転倒である。これは避けたかった。筆者らにそんな思案は全くない。「研究」と名のつくものは全くなくても構わないのである。

その地域に根差す大学に勤めているということは、被災者や被災組織と一時的に関わるというだけではなく、直接的・間接的に永続的なつながりを持ち続けるのであるから、筆者らは世の常である誤解を被災者や被災組織から受けないように、また、たとえ研究が遂行できなくてもよいとすら割り切りながら、ミーティングを進めたのである。

ここに報告する「研究」は、たぶん言葉の真意を満たす「研究協力者」としての被災者と被災組織の多大な協力のもとに実施させていただいた。調査そのものを喜んでいただいた経験も少なくない。被災者の方々から、たとえば、お菓子や飲み物をいただきながら、その体験を教えていただき、進められていった。それは、調査と引き換えに筆者らがお礼をするといった通常の事態とは真反対のことでである。

また、比較的大規模の調査になった行政関連のそれでは、健康調査票の分析・公表について筆者らが委託を受ける形となった。つまり、筆者ら大学に所属する研究者にとって、データの入力や分析は比較的容易な作業であるが、震災後多忙を極めた行政職員たちにとっては大変な労力のいる仕事である。この点を補い合ったわけである。それは互いのシステムを有効利用したコラボレーションにより成立したことになる。

文　献

(1)　長谷川啓三・若島孔文(編)(二〇一三)『震災心理社会支援ガイドブック：東日本大震災における現地基幹大学を中心にした実践から学ぶ』金子書房

# 行政職員への心理支援の必要性

――若島孔文・狐塚貴博

二〇一五年三月、未曽有の震災と呼ばれる東日本大震災から4年が経過した。この4年という期間は、本稿で扱う行政職員のみならず、この震災を経験した者であれば、短くもあり、また長くもあったと感じられることだろう。とりわけ、行政職員は震災が発生した直後から、被災者への対応、そしてより広義の意味において復旧や復興に関わる中核的な存在として、さまざまな業務に多大な労力と努力を重ねている。日々刻々と変化する被災の環境、そして住民の生活や心情に伴い、時間の経過に応じた住民への対応や業務内容が要求されている。

行政は各被災地の復旧や復興の要であり、被災者支援において最も重要な役割を担う存在といっても過言ではない。一般的に大規模震災に対する復旧や復興に関する業務は、震災直後に集中するように思われがちだが、行政職員はそのような一時点ではなく、長期的に多忙な業務を行う。たとえば、石巻市役所では「防災集団移転促進事業」や「土地区画整理事業」など復興業務はこれからが本番であり、震災直後とは質的に異なる業務が長期的に続くことが予想される。よって、行政職員のメンタルヘルスは、今後も重要な課題であり、年月の経過と共にさまざまな問題が浮上するため、常に関心を持ち続け、その時期の状況に応じた行政職員、組織への支援のあり方を模索していくことが必要となる。

本稿では、この復旧や復興の要となる行政職員への支援の必要性と意義について示していく。筆者らのシステム論を背景とする取り組みについて報告したうえで、その取り組みに考察を加える。初めに、筆者らＰＴＧグループの背景を踏まえつつ、行政職員へのシステム論の適用について、震災直後の状況を振り返りつつまとめ、支援を行政組織に届ける過程を報告する。次に、行政職員を対象とした調査結果を取り上げ、行政職員の問題と支援活動の実践を報告する。

## *1* 支援者の背景と行政支援へシステム論を適用する必然性

筆者らは、震災が発生した直後から東日本大震災ＰＴＧ支援機構（以下、ＰＴＧグループ）として活動を始めた。ちなみにＰＴＧとはポスト・トラウマティック・グロウス（Posttraumatic Growth）の略語であり、心的外傷後の成長を意味する。[1] この概念を基盤として、ＰＴＧグループでは「被災地域の方々とのコミュニケーションを大切にし、現地での調査活動（聞き取りによるニーズの把握活動）に基づく心理援助プランを現地の方々（被災地域の方々、ＮＰＯ、議員など）の協力を得ながら構築し、実行し、さらに速やかにプランを修正していく」という理念をメンバーで共有し、さまざまなセクションに分かれ、各メンバーが従事する現場において柔軟で即時的な決断と行動を重視した。[2] さらに、臨床心理学的な観点から被災者へアプローチするニーズは、多くの場合、被災直後の時期ではなく、ある程度、衣食住の問題の見通しが立ったタイミングから徐々にそのニーズは高まることを想定した。そして、緊急支援ではなく、中・長期的支援の立場を明確に示し、心理社会支援体制の構築の準備を整えていった。

しかし、震災直後の支援活動を振り返れば、まさに奮闘の日々であった。それは、筆者らを含めPTGグループのメンバーも被災地で生活する被災者であったこと、つまり自分自身の生活もままならない状況、たとえば水道やガス、電気、食糧といったライフラインの確保や公共の交通機関が麻痺し回復の見込みが立たない状況、各被災地への移動にかかる自家用車の燃料の確保といったいくつかの問題を抱えながらの活動であった。加えて、メンバー自身も日常の業務を行いながらの支援活動であるといった状況も重なり、いわば被災地の外部から支援活動を行うのではなく、被災地の内部から支援活動を行う状況にあった。このことは、限られた時間と人材で多くの業務を遂行していくことを余儀なくされ、効率的であり効果的な支援体制の構築、そしてそれを実行する行動力が求められることを意味していた。

このような背景を持ちつつ筆者らは支援活動を行ってきたわけだが、PTGグループの中心的メンバーは、家族療法、ブリーフセラピーの認識論と援助技法[3][4]のトレーニングを受けた臨床心理士であった。家族療法やブリーフセラピーは、単に「家族」を対象とする心理的援助技法ではなく、集団の相互作用から現象をシステミックに捉え、戦略的な見立てと介入を行う。システミックな視点から支援プランを構築する際、組織のニーズやルールを重視すると共に、組織内の機能、つまり組織の取り組みや問題解決の力を促進するよう実用的な観点をもって行うことが必要である。ここでは、組織の外側から新たな体制やルールを持ち込むのではなく、既存のシステムに合わせて支援体制を構築していくことが重要となる。よって、システミックな視点から組織への支援プランの構築は、被災地内部から支援を行うことやそれに伴う人材的課題、ＰＴＧグループメンバーのシステミックな思考、そして組織の問題解決の力を阻害せず最大限に利用するという視点から効率的・効果的であり、組織とコラボレーションが可能な方法と考えられる。

## 2 行政職員、そして行政組織への適用

行政は復旧や復興の要である。被災者支援を考える際、直接的にも間接的にも最も重要な役割を担う。たとえば、今回のような大規模な震災であれば、行方不明者の捜索や避難所における住民対応、対面による住民との相談や交渉、時にはクレームへの対応といった直接的に住民と関わる業務から、各種書類の申請や手続きといった事務的な業務、各地の生活環境の計画の立案や遂行業務に至る間接的な業務まで幅広い。このような幅広い業務を行政職員、または組織が円滑に進めることは、被災地、そしてそこで生活する住民にとって非常に有益なことである。つまり、行政職員である個人やその個人が所属する部署、あるいは行政組織そのものが活性化するよう支援することは、間接的に多くの被災者が必要な支援を得ることができ、ひいては被災地自体の復旧や復興につながると考えられる。

しかし、被災地においては、行政職員自身も被災者である。たとえば、筆者らが震災直後から支援

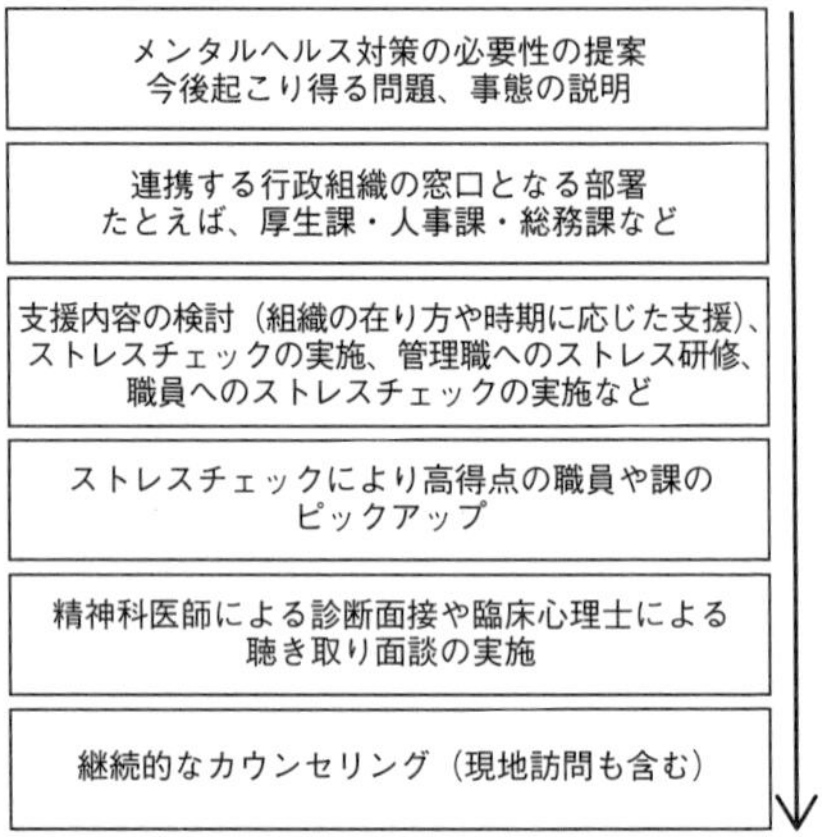


**図1　行政支援のフローチャート**（若島・野口，2013，p.77.を改編して作成）

活動を行っている石巻市役所では、自身の家族の安否もわからぬまま行う住民への対応や住民からの苦情ややり場のない感情を向けられる対象となること、そして、見通しが立たない業務と業務量自体の増加といった、震災によるさまざまな影響を受けつつ日常の業務を行っている[5]。このように行政職員は、非常にストレスフルな状況下での業務を強いられることとなった。

筆者らは、震災直後からこのような状況を危惧するとともに、被災者を支援する立場にある行政職員や組織自体を支援することで、より広範囲にわたる被災者への支援につながることを意図し、支援プランの構築、ならびに支援活動を実施してきた。支援活動の対象となった行政組織は、第二管区（青森から福島）、ならびに第三管区海上保安部（茨城から静岡）、仙台市役所、仙台市消防局・消防団、石巻市役所など被災者の支援を最前線で行う広範囲の組織であった[6]。ここでは、必要な時期に必要に応じた支援内容を常に対象となる組織と話し合い、たとえば、研修会の開催や管理職を対象とした心理教育とコンサルテーション、職員の健康管理を目的とした面談や個別面接、継続的なカウンセリング、ストレス測定に関するアドバイスや調査の集計や結果のまとめ、それらを公表することなど多岐にわたる[7]。

このように、筆者らが多岐にわたる支援活動を行政組織と連携して実施することを可能としたのは、筆者らが常に理念を共有し、その理念を支援指針としたためであろう。つまり、常に支援対象となる行政組織の持つ自律性や問題解決能力、組織が負う負担を重視し、効率的な観点から支援するといった立場を一貫したことによるものと考えられる。ポイントは、支援する側が支援体制や方法を構築し、それらを支援対象となる行政組織に提案して実行してもらうといった、いわば「押しつける支援」であってはならないことである。その組織のあり方や支援の必要な時期と内容を尊重し、支援の必要性を感じた際に支援を惜しまないこと、そして、今後起こり得る問題や事態を穏やかに窓口となる部署に伝えたうえで、返事を待つことが必要となる。このことにより、組織は支援の利用方法を検討する時間ができるとともに、連携のあり方を自律的に決定し、効率的でお互いの負担が少ない有効な連携が可能となる。行政組織との連携について、支援の提案から支援内容の検討、実施までの流れを図1に示す。

## *3*　震災直後の問題

行政を支援する必要性を論じるうえで、行政職員に起こる問題について調査データを交えつつ各時期に即して示していく。まず、震災直後における行政職員の問題は、①職員自身が被災者であること、②業務量の増加と見通しが立たない多忙さ、③住民からのクレームが増加すること（否定的な反応に曝されること）の3点に集約される。[7] 実際、とりわけ津波被害が大きい宮城県石巻市の市役所職員1452名（男性806名、女性646名）を対象とした二〇一一年六月～七月に実施した調査では、健康簡易調査票K－6で示される「要注意」であり、心理的影響が非常に強く、早急に専門家の支援を必要とする得点域に達している職員は全体の27パーセントに達していたことを報告している。[(8)注1] この調査から多くの行政職員が強いストレス状態を持ちつつも日常業務を行っていることがわかる。

職員自身が被災者であることは、震災そのものの影響と関連する急性ストレス反応（Acute Stress Response：ASR）、そして悲嘆や喪失による反応や混乱を主とし、それにより行政職員の日常生活に支障をきたし、職員自身、または所属する部署の業務の遂行が円滑に進まないといった問題と関連している。つまり、行政職員が地震や津波を経験したこと、そして、それらにより親しい人を亡くしたといった体験による反応であり、その反応により日常生活や業務に支障をきたしている状況である。たとえば、過度の緊張状態の持続により不眠や悪夢が起こること、短時間の労働や軽作業でも疲れを感じる易疲労感、業務中に集中できず注意が散漫になるといった集中力が低下すること、これまで信頼していた身近な人物へ不信感を抱くこと、些細なことでも感情的に振る舞ってしまうこと、特定の場所を回避してしまうこと、そして「あの時、もし自分が○○をやっていればこんなことにはならなかった」「もっと何かできたのではないか」といった自責や後悔を強く感じることなどが挙げられる。

業務量の増加と見通しが立たない多忙さについては、行政職員が被災者の生活面のサポートや各種書類の申請や手続きに関する業務、各地の復旧や復興に関する計画の立案や遂行業務に至るまで、さまざまな取り組みの拠点として機能する。そのため、未経験や不慣れにもかかわらず、多くの業務をこなさなければならず、「いったいこの業務がいつまで続くのかがわからない」といった言葉に表されるように、見通しが立たない（区切りがない）復旧業務を行うことといった背景が強く関連している。

加えて、自分自身の家族の安否さえわからぬまま業務に追われることも強いストレス状態となる。

住民からのクレームが増加すること（否定的な反応に曝されること）については、行政職員が前述の①、②の状態にもかかわらず、たとえば、避難所に支援に行った際、現実的には困難であったとも考えられた物資の不足や環境の改善に対する遅れから、住民の不満の対象となり、やり場のない否定的な感情を向けられることが挙げられる。なお、これら三つの問題は、単一で起こるというより、双方が複雑に絡み合った形で問題となることが多い。

次に、震災直後の問題をより具体的に示すため、東日本大震災において地方公共団体の職場のメンタルヘルスの実態を明らかにするために行った調査[9]からインタビュー結果を示す。なお、この調査は、協力が得られた地方自治体の人事部や総務部などの組織を全体的に把握している部署に所属する10名の職員に焦点を当て、震災当時の職場環境や仕事量の変化、職場における課題などについてインタビューを行ったものである。インタビュー結果を質的に分析し、大規模調査ではみえてこなかった、より深い実態に迫る調査を行うことを目的としている。[注2] インタビュー内容のテクストを分析した結果、「マニュアルがない避難所・窓口対応」「業務量と内容の過酷さ」「外部支援の調整」「住民からのクレームやメディア報道」「組織内の分担・機関間の連携不足」の五つのカテゴリに分類された（表1参照）。この分類は、若島・野口[7]が指摘する、①職員自身が被災者であること、②業務量の増加と見通しが立たない多忙さ、③住民からのクレームが増加すること（否定的な反応に曝されること）の3点の趣旨と概ね一致する結果であった。詳細にみていくと、「外部支援の調整」のカテゴリは、一見すると新たな問題のようにみえる。しかし、「必要な時期に必要に応じた支援内容を、常に対象となる組織と話し

**表1　震災初期の問題**（若島他，2014，p.9.から引用）

| カテゴリ | 例 |
|---|---|
| マニュアルがない避難所・窓口対応 | 浜通りの方が避難をされているので、B町で受けるということで、まずはその避難者の方の受け入れ態勢を整えなければならなかった。（ⅰ）<br>B町では浜通りの浪江町とか、原子力災害の関係で皆さん移転されてきましたので、そちらの皆さんの受け入れが一番最初は大変でした。手続きは暇（時間）がないので、町長に「受け入れていただけないでしょうか」と連絡が入って、空いている町の施設とか体育館の方に一時期総勢6000名を超える皆さんを受け入れて。そちらの方に対する食べ物、衣類、だいぶ寒い時期でしたので暖房とかの手配なりが当初は一番大変でしたね。（ⅱ）<br>最初に2号機、4号機の爆発から始まって、放射性物質の拡散が始まってたということで、その心配、いわゆる風評被害が広まってきて、プラス地震でやっぱり家屋が壊れて家に住めないから避難所にっていう方も当然いらっしゃいました。そういった対応も、もうパニックでしたね。（ⅲ）<br>情報がないまま住民への対応は大変だった。マニュアルがないことなので。（ⅷ）<br>何から手をつけていいのかが分からない。自分がいったいどう動けばいいのかというのが分からないので、その辺の混乱というのは、皆、あったと思うんですよね。指示する側も分からないし、受ける側も分からないので、とりあえずは言われたことはやるけど、じゃあ何しようかなというのはよく分からない。例えば、「家族が寝たきりなので、本当は避難所に行きたいんですけど、お家にいなきゃいけない。家族を動かせないから、寝たきりの母がいるから、私は家で避難してますが、水道も止まって水もない」と。「私、水下さい」と来た時に、それを渡して良いのかどうか。（補記：支援物資は避難所にいる人にしか受け取れないというルールになっていた避難所もあった）（ⅸ）<br>本格的に避難所を開設して、被災者の方が、それこそ押し寄せてくるっていう経験を、誰もしたことなかったんですよ。手順とかマニュアルとかも特になかったので、変な話、皆、どうやったらいいか分からないと。（ⅹ） |
| 業務量と内容の過酷さ | 現在は職員が120名いますが、行政改革の関係でだいぶ人員削減してた経過はありますので、そこらへんはやっぱり限られた人数で災害対策まで行うというのはやはり大変です。（ⅱ）<br>物理的、身体的になかなか休憩が取れないとか、眠れないとか、そういうのももちろんあった。（ⅷ）<br>避難所担当する人間もいれば、遺体安置所の係をする人間もいれば、その遺体検案終わった後の、棺に入った者を家族に引き渡すとか。どの課がやるとか決まっていない業務を、けっこうやったもんですから、その間やっぱり職員の不満が出るわけですよね。遺体安置所になんで僕がいかなくちゃいけないんだ、棺を引き渡す場所になんで私なんですかと。（中略）課のなかの職員には、なんで自分がこれなのかという不満がけっこうあって、そこの調整をとる意見を聞く、だけど誰かがやんなくちゃいけないんだよと。役場職員の誰かがやんなくちゃいけないんだよと、今やれるのは、自分の課のうちの課の人間なので、そこはちょっとの期間なので我慢して頂戴ねってやってもらいましたけど。（ⅴ）<br>体調は、やっぱり崩す人もいましたけどね。でも何かやっぱり被災者の人たちは体育館の中で寝泊りしていて、職員たちはまさか余り近いところでも寝れないので、ちょっと離れたところとか、入り口とかで寝てた。女子職員も寝泊りとかしていたので、そういう人はちょっと別室で。段ボール、こういう段ボールを置くと、ベッドみたくなるんですよ。そういうところで寝たりしていました。（ⅹ） |
| 外部支援の調整 | 他の市町村とか団体さんからトラックで物を送っていただけるんですよ。その受け入れをしていました。受け入れ体制というのも、計画の段階では、どこで何を受け入れるとかあったとしても、その場になると結局、対応が先になりますので、うちの場合は、役場の隣にある公民館のホールしか器的になくてですね、そこをまず物資の受け入れ先にしようということで、受け付けをして、持ってきて頂いた皆さんからそれを受け取って、今度はそこから各避難所の分を確保する。そのときは、課全体でやっていて、他の業務はまずできなかった。まず物を仕分けるまではいかないので、まず大体の置き場所だけ決めて。一旦ここで受けて、避難所に分ける。正直なところ、2～3週間であっぷあっぷになりまして、どんどんどんどん物資が山のようになっていくんですよ。（ⅳ）<br>看護師協会とかの看護師さんとかが来て、面倒をみますよって言っても、実際にはただみれない状態で避難所にいたりする。例えば、日中はいいから夜だけお願いしますみたいな。現場がそういうお願いをしてしまうんですよ。そうすると夜だけと言われて、その看護師協会の方々が張り付くんですけど、実際何もやることがない。夜一回見回りする程度です。そうすっと私たちなんのために来てるのみたいなことになっちゃって、早くにはもう打ち切られてしまう。（ⅴ） |
| 住民からのクレームやメディア報道 | 5月1日に復興推進課に配属され、計画を作んなきゃいけないので作れという命令を受けた。そこからがまあ大変で、当初はどうするという具体的な絵もない状態で、皆さんがどう望んでいるかを知るためにまずは説明会をしなきゃなんない。皆さんの罵詈雑言を必死に浴びるような感じの説明会でしたので、その当時は非常に矢も折れ心も折れてという感じでした。復興計画の説明会ということで、行くわけですけれども、震災直後の5月頃の話なので、これからどういうふうにしていくかということですから、それこそ遅いとかなんとかで、要は不平不満、苦情を言ってもらうというか、住民の方々のストレスというかなんというか、それを私たちが受け止めるという。私たちもけっこう大変だなと思ったんだけれども。（ⅵ）<br>介護者を内陸のほうの温泉地に1か月半以上引き受けてもらった。しかし、先方もそろそろ限界なのでと8月の中旬に返された。仮説に入れるまでの間、なんとかあっち行ったりこっち行ったりしていたんです。それはそれで今度は新聞が書き立てることになる。介護が必要な高齢者を100キロ以上移動させて内陸の温泉地にやったとか、そういうことをしていいのかと書き立てられて、そのへんはちょっと大変でした。メディアにいろいろ言われながらっていうのも職員のストレスになっていたと思います。（ⅴ） |
| 組織内の分担・機関間の連携不足 | 上層部での情報が末端まで伝わってくるのには時間がかかった。（ⅷ） |

*表の記号（ⅰ）～（ⅹ）は対象者を示す。

合い、柔軟な支援体制を構築する」といった筆者らの理念の重要性を示唆する結果である。つまり、組織の自律性やルール、そして組織が主体的に行う問題解決能力を阻害する支援は、かえって新たな問題を構築してしまう危険性を有していると考えられる。

## 4　震災後概ね1〜2年の問題と支援

震災から概ね1年以上が経過する中での問題の多くは、震災直後に行政職員に多くみられた急性ストレス反応に代表される震災そのものとの関連が減少する傾向にある。

前述した、若島ら[8]による石巻市職員を対象とした調査においても、強いストレス状態にある職員の割合は震災後3〜4カ月では27パーセント、7カ月では17パーセント、1年3カ月では15パーセントといった減少傾向が報告されている。この結果は、「半年前後のストレス状態」を把握することが急性期のストレスが長期化するか否かを判断する際の基準の時期であることを示している[2]。震災そのものによるストレス反応が減少する一方、増加してくる問題は、復興業務にまつわる過重な労働による負荷と業務内容自体の訴え、そして職場や家庭での人間関係の問題である。つまり、震災そのものによるストレス反応の問題と業務量や業務内容と関連する問題の差がより顕著になるといえる。

実際、前述した地方自治体職員を対象としたインタビュー調査[9]においても、震災後1年の問題は、「正確な知識や前例がないなかでの対応（特に原発問題）」「震災関連業務と通常業務の過重」「原発対策の急な方針変更」「復興関連業務の難航」「組織内の分担・機関間の連携不足」「個人の被災経験と業務の折り合い」といった六つのカテゴリを報告している。さらに、震災後2年以降の問題として、「震災関連業務と通常業務の過重」「復興関連業務の難航」「組織内の分担・機関間の連携不足」といった三つのカテゴリを報告している（表2、表3を参照）。しかし、震災そのものと関連して起こる行政職員のストレス反応が減少傾向にあるからといって、問題が軽視されるべきではない。震災後1年、そして2年と経過する中で、復旧・復興業務はより本格化するとともに、その中心的な役割を担う重要な組織は行政であることには変わりはない。また、業務内容や業務量、そして組織内の人間関係の問題は職員個人に止まらず、他の自治体から応援にくる職員や所属する部署、さらには組織全体に影響してしまう危険性も有している。

さらに、職員個人の被災体験については、たとえば親しい人を亡くし、それによる喪失や悲嘆といった感情や記憶を忘れたり、平気になったりするということではない。あくまで、日常生活や業務に支障が出ない程度に出来事を思い出す、また、過去の事実として認識しているといったことであろう。家族を亡くしたことによる悲嘆反応が長期化する行政職員との面談の中、支援者が「亡くした家族のことが大事であるからこそ、あの日の出来事や喪失感を考えなくなる自分が許せないと、こころのどこかで考えているのかもしれませんね」と伝えると、納得したように「そうかもしれない」とうなずくこともあり、程度の差はあれ、出来事の記憶への体制化が整理されつつあると考えられる。

このような状況に対し、筆者らは、各組織に応じて具体的な支援方法を進めていった。たとえば、石巻市役所であれば、管理職・監督職にある職員から研修を実施し、震災後に起こり得るストレス反応の知識を提供することを通して、管理職・監督職の部署の現状や専門家による支援が必要な職員の把

**表2　震災後1年の問題 ── 1**　（若島他，2014，p.10.から引用）

| カテゴリ | 例 |
|---|---|
| 正確な知識や前例がないなかでの対応（特に原発問題） | 原発からちょっと遠い市町村では全然計画がなく、放射能に対する認識が全然ない。知識がない中で、あの当時原発で爆発があって、そのあと放射能がどんどん来たという状況で、じゃあ放射能の線量っていうのはなんだとか、線量を測る機械ももちろんなかったので、ずっと放射能対策がどうしたらいいのかっていうところがあった。（ⅰ）<br>今、放射線がどうのこうのとか、セシウムだの横文字言われてもわかんない。その都度、こちらで認識してないのに新聞報道がどんどん出て、これがやっぱり人体に影響があるとか、そういうやつは食べてならないとか、いろんな情報が錯綜して、どちらかというとB町はそういう情報なり知識がなかったので、後追いという形になりますよね。だから住民の方からいろんなお電話なり問い合わせがあっても、なかなかわからないというところがありました。周知をしたり、食べられるか食べられないかを検査しなきゃならないので、そういうところがやっぱり一番大変だったのかなと思いますね。（ⅰ）<br>誰でもそうなのかもしれないですけど、経験がないものに対する決断、判断をするということは、すごくストレスですよね。それに対するリスクを自分で負わなきゃいけないというのも当然ありますし。それは、私が移動した先の、義援金を給付するとか、弔慰金をお渡しする、亡くなった方に対する見舞金を渡すとかっていうことも当然そう。今までそういう仕事をしたことがないので、誰に聞いても分からないですし。（ⅸ）<br>震災と原子力災害が同時に進んで、色んな原子力災害に対する対応があった。例えば、あの頃ですと原乳（牛の絞った乳）が、放射性物質の反応が出たってときに、「市場の流通を禁止する」とか、そういう報道がわれわれに入るよりも全てマスコミの方が早かったんです。われわれが知らないうちにマスコミがニュースで流すと、われわれが知らないところに町民の方が「今、ニュースで水飲まんにみたいなこと言ってたんだけども、どうなんだ」と問い合わせが来る。全てがそういう課題ですね。（ⅲ） |
| 震災関連業務と通常業務の過重 | 被災者の対応は、それぞれ各課に分かれているわけですよ。ですから、避難をしている方の住所の把握とかは町民全課の方でやっているとか、あとは被災者の支援、保険証の関係とか学校の関係とか、それぞれの業務はそれぞれの対応されている課でやっているなかで、各課には人的な増加はないなかで被災者の業務もやってますので、どうしても担当課には負担がかかっている。（ⅱ）<br>2年目3年目は元ある仕事に戻らなくてはいけないのですが、職場内では仕事の全体的なボリュームはあるので、人が足りない状態です。内部的には私どものような復興事業には直接携わらないようなところの人が取られていくんですね。一番最初が、最初の年の7月位かな、復興計画を立てなくてはいけないということで、うちの課からも一人、専門部署に異動になっている。それから毎年、1人か2人減らされているんです。専門部署の事情も分かってるもんですから、くってかかるわけにはいかない。今優先的な仕事はこっちだから、ということで、今のそれぞれの部局からはそれぞれ出してる状態で、何とか我慢してくれ、っていう話をしています。直接関わる部署の人間だけでなく、そういう部署にしわ寄せはある。（ⅳ）<br>復興事業で、事業は増えているのに、配置されている職員は2人減っているんです。私たちが人事権があるわけではないんですけれども、でも実際職員の人たちは総務課は何やってるんだってきっとつついていると思うので、すごい心苦しいです。（ⅶ）<br>通常業務全部ストップしたんですね、全庁的に。とりあえず震災業務優先でっていうことで、普通の仕事をバタっと停めていたので。それが、7月、8月から、要は、本来4月からやらないと駄目なことを「それ、じゃあやろう」となったときに、本当であれば1年間かけてやるスケジュールの仕事とかも結構あって。4月に通知出して、5月に面談して、順番立ててやっていって、冬に決めてやるとかそういうのが、キュッとなったので。だけどやらない訳にはいかないんで通常業務も、っていうことで。だから、そういう、1年目はキュッとタイトになった時間の中で業務をやらないと駄目だったので。その辺はやっぱりストレスはかかりましたよね。（ⅹ） |
| 原発対策の急な方針変更 | 今までB町には原子力災害は及ばない、来るはずがないという前提だったんですね。ところが実際に避難区域を加えて、原子力災害が及んでしまったということで、明らかに原子力災害に対する対応業務が増えているわけですよ。防災計画書に、今までB町は原子力災害は及ぶはずが無いので、策定する必要が無かったんですね。それが今度は被害が及んだので必ず作成しなさいという地域に組み込まれたんですよ。（ⅲ）<br>最初に2年っていうことで立てた計画も3年目になってからどうするんだっていう問題があった。2年でめどがつくという方針で当初事故直後に立てた計画も、もう一回見直しが必要になってくるわけですね。それから新たに、その、国の検証で例えば当初直ちに人体の影響は無いという程度でE町にはそもそも被害が及ぶはずが無いから、逃げなくていいですよという国のスタンスだったものが、国の指導でやっぱりD地区は危険だから逃げてくださいってなって、そういう変化が日々どんどん続いていってるわけですね。対策がどんどん変わってく、あるいはそれまでに対して対応してたもの、住民に対するサービスの方式を変えなくちゃならない、あるいは新たなサービスを設定しなくちゃならない。（ⅲ） |

*表の記号（ⅰ）～（ⅹ）は対象者を示す。

表3　震災後1年の問題 ── 2（若島他, 2014, p.11.から引用）

| カテゴリ | 例 |
|---|---|
| 復興関連業務の難航 | 用地交渉については、用地課という別のセクションもできたんですが、計画を立てた以上うちにも責任があるので、当然順調にいけば何も問題はないんだけれども、反対の住民の方とかいらっしゃれば、用地課さんのほうからは「あなたたちが作った計画でしょ、知らないふりしないでよ」というので、うちのほうで計画を立てた手前、そちらにいかなければならないというのもあります。（vi）<br>対住民であればやはり用地交渉というのは大変です。用地を持っている地権者さんはオッケーなのかどうかという、そういういろんな諸条件が出てくるわけです。それに対する対応が2年目以降ということになります。住民の方からは突き上げをくらうし、交渉に行ってもなかなか交渉がまとまらなかったりもするし。当然地権者さんからすれば自分のなけなしの財産なので、それを好き放題召し上げられるというのは当然我慢できない話なので、そうそうまとまる話ではないんです。（vi）<br>今回の震災では、新たにできた制度はほとんどなく、従来からある制度を使って多少修正をした形で法律を変えないで現行法のなかで復旧・復興をするのが国の考え方。地方のほうの考え方は、それは無理でしょうと。こんな未曾有の大災害を受けて、現行法でやるっていうのは無理でしょうというのが地方の考えだった。結局、国と市町村とやりあっても勝者は自ずと知れてる話になる。だから今でもいろいろと地元の市町は国に対して要望して、国はそれを受けてできるできないを決める形になっている。ずっとそれが続いている。市町村は、昔からいわゆる国からくる交付金も使い勝手がいいように、要は勝手に使わせてください、あとは制度についても特別の法律を作ってくださいと何度かやりとりしているけれど、できませんということなのでなかなか進まない。（vi）<br>とにかく早く限られた時間の中で仕事をしなきゃいけないというのは、すごくストレスでした。（ix） |
| 組織内の分担・機関間の連携不足 | 震災時期に、変な人事になったりしたり、何を考えてんのかなっていうのがあった。もちろん意図があってやったんでしょうけどね。それがちょっと伝わってこない。上の方の人事がちょっと良くわかんなかったり、「そういうことに時間を割いてる今場合なんですか？」って思ったり、それが一番私はストレスでしたね。（viii）<br>あと組織同士、自衛隊、警察、いろいろいらしてお手伝いというか、協力してやらなければならないんですが、それぞれの組織のプライドみたいなのがあったみたいで、「ちょっと今そういうことで張り合ってる場合なんですか？」っていう怒りもありました。（viii）<br>やっぱり各課各課で、隣の芝生は……隣は良く見えるじゃないけど、「何でこっちなのや」とか、「何でこっちがそれを抱えないと駄目なの」とか、「そっちの方が今、手空いているんじゃないの」とかっていう、やっぱりお互いにギクシャクした部分は、絶対出ると思いますね。決められているようで、決まっていないような仕事とかもかなりあったので、この仕事、どこの部署でやるんだってなったときに、何となくイメージで、はい、ことか、ぽんぽん出てくると、やっぱり貰った方はしんどいですよね。で、「何々課の方が今手薄なんじゃないの」、「手空いているんじゃないの」とかっていう。その辺も結局、下がブーブー言ってくると、課長が矢面に立たされる訳じゃないですか。「課長、何で調整したんですか」とか。だから、課長のストレスってすごかったと思うんですよね。（x） |
| 個人の被災経験と業務の折り合い | 職員の半分が自宅を無くしている。彼らにしてみれば、直後から2年経ち、3年経ち、今も仮設住宅から通ってるので、自宅のことはさておいて仕事をしてもらってるので、そのあたりが申し訳ないなと思っている。（iv） |

*表の記号（i）～（x）は対象者を示す。

握、またその職員に対するコンサルテーションを実施していった。この取り組みによって、管理職・監督職にある職員自身の問題を話してくれることもあり、組織内の現状の把握と研修形式による知識の共有、そしてコンサルテーションが浸透していった。この取り組みに続いて、筆者らと職員とが協力し、職員に対する継続的な面接を行うため役所内に臨床心理相談室を設置し、職員の個別面接の実施を開始した。この個別面接の目的は、職場や業務内容に関する一般的な相談から、高いストレス反応を示す職員のスクリーニングまで幅広い内容を扱い、継続的相談による専門的アプローチや医療機関への受診の提案といった、面接後に必要な支援に「つなげる」役割を担うことであった。さらに、筆者らによる外部支援体制を引き継ぐ形で、市役所職員として臨床心理士を配置し、市役所内部から継続的な支援を受けられる体制を整えていった。

一方、東日本大震災の被災地域の地方公共団体の職員、ならびに被災地域に派遣された職員1778名に対しては、公務災害を未然防止する目的で、メンタルヘルスセミナー事業（セミナー研修）、ならびに職員の心の健康回復事業（グループワーク研修）の効果測定を行った。[(10)注2] ここでのセミナー研修では、メンタルヘルスに関する知識の習得やリラクゼーション法を交えたストレス対処法と予防法などの習得を目的として、臨床心理士などの専門家による講演を実施した。グループワーク研修では、心理学を専門とする大学教員をファシリテーターとして交え、参加者がお互いの感情・想いを共有することや簡易リラクゼーションの体験を通して、ストレスケアに役立てることを目的とした。これらセミナー研修、ならびにグループワーク研修における実施前と実施後の比較研究の結果（分析の対象は1628名のデータを用いた）、参加者はストレス反応の程度に依らず、研修前よりも研修後の否定的気分が有意に減少していた。加えて、研修に対する感想の一部では、「得るものがあった」「満足している」と回答した者は80パーセントを超えており、「リラックスした」「安心した」と回答した者が67〜81パーセントであった。この結果からも、セミナー研修、ならびにグループワーク研修は、多様なストレス反応を有する参加者の否定的気分を和らげ、満足感や安心感に寄与することが報告されている。

筆者らが支援を行った組織のうち、石巻市役所、そして地方公共団体職員への取り組みの二つを例に挙げた。いずれも援助対象となる組織のニーズを重視するとともに、必要な時期に必要に応じた内容で進めていった。このような姿勢は、何より組織とのより良い連携を可能にするあり方であると考えている。

## 5 現状の問題と取り組み

震災後3〜4年が経過した現在、行政職員の問題に、過度の覚醒状態や侵入（自発的な記憶の想起とは逆に記憶が主体に入り込んでくる）、回避（特定の場所を避ける）、自責・罪悪感といった主症状が1カ月以上続くことで診断される心的外傷後ストレス障害(Post Traumatic Stress Disorder：PTSD）といった特殊なストレス反応は、時間と共にほとんどみられなくなる。一方、増加しているのは、復興業務の内容や過重労働による負荷と関連する問題である。このことは、震災そのものによる影響ではなく、震災から派生する二次的なメンタルヘルスの問題がより顕著になっていると考えられ

**表4　震災後1年の問題 ── 3**（若島他，2014，p.12.から引用）

| カテゴリ | 例 |
|---|---|
| 震災関連業務と通常業務の過重 | 賠償の問題とか起きてる。1,200名の方がどういう避難の状況で賠償を受けるかなど、生活がやっぱり困んないようにしなきゃいけないので、住民と東京電力の賠償の調整をする必要がある。それについての相談業務なり、対応対策っていうが今もずっと住民支援係の方で続いてる。あと今度、町の除染をしなきゃなんない。新たな問題が、ここいっぱい出てきてる。（ⅰ）<br>やっぱり震災関係の仕事もかなり増えてますね。だから本来やんなきゃいけない、後回しにしてた事業がなかなか手つかずにいるので、そのジレンマがあったりはしますね。まあキンキンにやんなきゃいけないことって無いんだけど、いつかは手つけなきゃいけないっていうのが、どんどんどんどん後回しになってるんで、それについてかなり心残りっていうところはありますけどね。あとは震災関係、応援、派遣職員とか入ってきてくださった。いろんな方雇う、手伝いにいらしていただくのは大変ありがたいんだけど、そういうのをこう雇うための仕事、仕事をしていただくための仕事っていうのも格段に増えてるんで、かなり大変だなってのはありますけど。（ⅷ）<br>隣の町だとF町とかG町とかいろいろあるんだけど、町全体が避難しているのであれば町役場も一緒に避難するので避難の対応対策が取れるんだけど、B町っていうのはA地区だけしか避難してないから、こちらに住んでる人の通常業務があって、その通常業務に加えて被害対策というところで2つ仕事が増えたということで大変なんだろうなとは思いますけどね。（ⅰ）<br>D地区は人が移動して誰もいない状況なので、それぞれ仮設住宅なり、借り上げ住宅に住んでらっしゃるので、そういう方々の対応は基本的には新しく設置した原子力災害対策課を中心にはやっていますが、各課にまたがる業務というのも多々ありますので、それは各課で通常業務プラスアルファの面でやってます。（ⅱ）<br>2年目3年目は元ある仕事に戻らなくてはいけないのですが、職場内では仕事の全体的なボリュームはあるのですが、人が足りない状態ですので、内部的には私どものような復興事業には直接携わらないようなところの人が取られていくんですね。一番最初が、最初の年の7月位かな、復興計画を立てなくてはいけないということで、うちの課からも1人、そちらの専門部署に異動になっている。それから毎年、1人か2人減らされているんです。その事情も分かってるもんですから、くってかかるわけにはいかない。今優先的な仕事はこっちだから、ということで、今のそれぞれの部局からはそれぞれ出してる状態で、何とか我慢してくれ、っていう話をしています。直接関わる部署の人間だけでなく、そういう部署にしわ寄せはある。（ⅳ）<br>臨時職員か全体上げての対応はしてもらってますけれども、なかなかそのそういったことで機能できないっていうところはちょっと厳しいっていうところはありますね。（ⅲ） |
| 復興関連業務の難航 | やっぱり全然違う部署に異動すると、1から覚えなきゃいけないというのは、これは震災に限らず、大変は大変なんですけど。それにも増して、プラス震災のことで絡めて言うならば、派遣職員の方とかが多いので、とにかく通常業務じゃ短期的な業務の計画が立てられないことですね。どうなるかわからないっていう見通しが立たないところで、現実的にどこまで仕事をこなせんのかっていうのがある。考えてもしょうがないことなのかもしんないんですけども、ちょっとこうそれを精神的には追い詰められることはありますね。（ⅲ） |
| 組織内の分担・機関間の連携不足 | その部署の人が全員同じように残業していればまだ良いが、どなたかに偏ってるっていうケースがある。それがどういう状況でそうなってるのかは分からないけれど、その人しかできない仕事なのか、それとも本当は周りがフォローして、上司が上手く分配すれば、その方だけ飛びぬけて残業しなくて良いものなのかはちょっと分からないところはあるけれど、そういうときにその人が心配っていうのがある。なんとかならないのかなって思うところはあります。（ⅷ） |

*表の記号（ⅰ）～（ⅹ）は対象者を示す。

る。前述した、地方自治体職員を対象としたインタビュー調査[9]における2年目の問題のプロトコルにおいても、職員の震災による特殊なストレス反応の訴えはほぼなく、「震災関連業務と通常業務の過重」「復興関連業務の難航」「組織内の分担・機関間の連携不足」といった主として業務内容や過重労働に関するカテゴリが挙げられている（表4）。

より具体的には、現在のメンタルヘルスの問題は、業務量の増加や多忙が長期間持続することと関連して起こる、抑うつ、そして心身の疲弊（バーンアウト）といった問題が顕著に表れている[5]。主な訴えとしては、「以前に比べ朝起きる時、体を起こすのがつらい」「これまで楽しめた趣味が楽しめない」「いっぱいいっぱいといった感じ」「やる気が出ない」「周囲の人の声が気になる」と表現されるように、不眠や意欲、集中力の低下、考えがまとまらない、パフォーマンスの低下、無力感を感じるといった訴えが主となる。

また、このような自身の問題を職場に知られたくない、迷惑をかけたくないといった思いから問題を個人で抱え込むことが多い。このような問題の抱え込みは、行政職員個人の日常生活に支障をきたすことのみならず、所属する部署の業務の遂行を阻害してしまう危険性がある。抑うつや心身の疲弊（バーンアウト）に伴い、問題を個人が抱え込んでしまう場合、個人が心身ともに疲弊した状態であるため、所属する部署の上司や周囲からサポートを受けられるように支援することが必要である。すなわち、支援者が心身ともに疲弊した職員と面談し対処行動を促していくことよりも、その職員の許可を得たうえで、職員が所属する部署内のサポートが受けられるよう、上司との情報の共有を通して、部署内の凝集性を高めていくような支援が必要となる。たとえば、石巻市役所における支援の中で、このようなコミュニケーションルートを開いていくような支援により功を奏した取り組みを報告している[5]。筆者らの取り組みは、援助者が問題を抱え込む職員に対し、職員の周囲に知られ迷惑をかけたくないという思いや現在の努力に言及したうえで、「ご自身が少しでも楽になれるように、周囲と協力して進めることが必要かと思います。まずは上司に今の状態を知ってもらいませんか」というように伝える。援助者が、上司に疲弊した職員の情報を伝えると、上司は「そのような状態なのは気づかなかった。もっと早く言ってくれればよかった」と話すことが多く、このような上司との情報共有により、多くが良い方向に進んでいく。

また、部署自体での取り組みにより問題の解決に進んだ例は、震災直後からいくつか報告されている。たとえば、見通しが立たない業務、多忙な業務を日々送る中で、日ごと週ごとなど意図的に区切りを設け、自分自身へのご褒美を決めることや部署自体で飲み会や食事会を開くといった試みが行われていた。このような取り組みは、終わりのみえない業務に対して一定の区切りを設ける役割を果たし、また雑談や不満、問題を話すといった場は、お互いの業務状況の把握や情緒的なサポートとして機能していると考えられる。

加えて、前述した地方公共団体職員のインタビュー調査と並行して実施したコミュニケーションとストレス反応との関連に関する質問紙調査[9]では、仕事量よりも震災以降の職場でのコミュニケーションの質が、職員のストレス反応の低さと強い関連を示していた。[注2]この結果は、業務量や人事の調整が困難な場合、行政職員同士のコミュニケーションがストレスの低減に寄与する対策方法の一つになることを示唆している。このような市役所での取り組みや解決ケース、さらに基礎研究は、職場での凝集性を高め、コミュニケーションルートを開いていくといった介入は、職員が抑うつや心身の疲弊（バーンアウト）を個人で抱え込んでしまうことへの予防策としての有効性を示唆するものであると考えられる。そして、このように部署自体で問題を扱えるように支援することは、筆者らが震災直後から理念として共有しているシステム論的発想に基づく支援方法であることに他ならない。

## 6　おわりに

本稿では、行政職員への心理支援の必要性についてシステム論の適用の観点から筆者らの取り組みについて述べた。その際、震災直後から現在に至るまでの行政職員の問題を明確に示し、いくつかの組織への適用例を参考に筆者らが行った組織へ心理支援を届けるための導入から、研修や調査、継続的カウンセリングなど具体的な介入について示した。筆者らは、海上保安部（第二管区、第三管区）、仙台市役所、仙台市消防局・消防団、地方公共団体、石巻市役所など多くの行政組織と連携し支援を行ってきた。そして、さまざまな組織との連携は一様な方法ではなく、ある組織では高いストレス状態にある職員をピックアップし継続的な支援へつなぐ役割として、ある組織では研修や調査を実施するといった支援を行い、またある組織では組織の内部から職員と関わり継続的な支援を行うなど多様な方法であった。

このような多くの組織との連携を可能にしたものは、やはり筆者らがシステム論的観点から理念を持ち、それを行政組織との連携に適用させていったためであろう。つまり、支援対象となる組織のニーズや組織内のルールを重視し、組織の問題解決の力を阻害せず最大限に尊重する姿勢であったためと考えられる。このようなシステミックな視点を持たず単一的な支援方法をとったならば、筆者らの支援が対象となる組織のニーズと合うか否かといった問題になり、多くの組織と連携することが不可能であったと考えられる。よってシステミックな観点を支援に持ち込むことは、大規模震災における心理支援にとって必然的な観点であるとともに、支援対象となる組織に対してオーダーメイドであることが重要であると考えている。

前述したように、東日本大震災から4年が経過した現在、行政職員の問題は業務と関連して起こる抑うつや心身の疲労が顕著に現れる。さらに各自が日々行う業務内容に対する意義、つまり個人的達成感が得にくい業務であることにも関連していると考えている。警察や消防、自衛隊、海上保安部など人命救助の最前線で活動する職員は、住民からの肯定的なフィードバック、つまり感謝やお礼の言葉を受けやすく、達成感が得られることが多い。一方で、復興の立案や実行、各種書類の作成に関わることは、たとえば市役所職員の業務は、住民の目に見える形で成果が表れにくいため、職員の達成感が得にくいどころか、住民のクレームの対象となることも少なくない。しかし、震災直後に限らず、現在、そして今後も行政職員は復興の要であり、行政職員の活躍により被災地の地域復興につながる重要な役割を担っていることに変わりはない。長期復興業務はまさにこれからであり、今後も行政職員は長期的に多忙な業務を抱えることが想定される。今後も私たちは行政職員のメンタルヘルスに関心を持ち続け、行政職員、そして組織自体を支援することが、間接的に被災地の住民の福利につながる重要な支援であると考えている。

**注1**　筆者らは石巻市役所内の健康調査の分析およびプライバシーに関わらない部分についての統計結果の公表について、石巻市役所より受託を受けて実施している。なお、データは回答の不備を省いた1446名分の回答を使用している。健康簡易調査票K－6の得点範囲は、0点から24点までであり、10点をカットオフ・ポイントとし、カットオフ・ポイント以上を強いストレス状態としている。

**注2**　調査はメンタルヘルス総合対策事業（「地方公務員災害補償基金」）の委託を受け、東北大学大学院教育学研究科（研究代表者：若島孔文）によって実施した。メンタルヘルス総合対策事業とは、東日本大震災の被災地域の職員および被災地域に派遣された職員における公務災害を未然に防止することを目的として、岩手県、宮城県、福島県および当該県内の市町村で実施されている事業である。

## 付　記

本稿で述べた具体的問題の記述や行政職員の発言は、特定の個人のものではなく、訴えとして多く挙げられる問題や発言をまとめる形で記載したことを付記する。

## 文　献

（1）　近藤卓（編著）（二〇一二）『PTG心的外傷後成長：トラウマを超えて』金子書房
（2）　若島孔文（二〇一三）大規模災害に対する心理社会支援のあり方．長谷川啓三・若島孔文（編）『震災心理社会支援ガイドブック：東日本大震災における現地基幹大学を中心にした実践から学ぶ』金子書房　二〜八頁
（3）　長谷川啓三（二〇〇五）『ソリューション・バンク：ブリーフセラピーの哲学と新展開』金子書房

(4) 若島孔文・長谷川啓三（二〇〇〇）『よくわかる！短期療法ガイドブック』金剛出版

(5) 若島孔文・狐塚貴博・野口修司（二〇一四）自治体職員のメンタルサポート．『月刊ガバナンス』No.155　二八～三〇頁

(6) 若島孔文・狐塚貴博・板倉憲政（二〇一二）連載　被災地における現地基幹大学・臨床心理研究室の役割　ＮＰＯと連携し行政職員のカウンセリング．『産学官連携ジャーナル』8　二九～三一頁

(7) 若島孔文・野口修司（二〇一三）行政職員の心理社会支援①：石巻市役所職員へのアプローチ．長谷川啓三・若島孔文（編）『震災心理社会支援ガイドブック：東日本大震災における現地基幹大学を中心にした実践から学ぶ』金子書房　七六～九一頁

(8) 若島孔文・狐塚貴博・野口修司・小林智・長谷川啓三（二〇一二）東日本大震災に関わる石巻市役所職員の健康調査報告(1)．東日本大震災ＰＴＧ心理支援機構

(9) 若島孔文・平泉拓・森川夏乃・張新荷・兪幜蘭（二〇一四）東日本大震災に関連する地方公共団体職場におけるメンタルヘルスの実態把握．『平成25年度地方公務員災害補償基金受託研究報告書』一～三三頁

(10) 若島孔文・長谷川啓三・浅井継悟・平泉 拓（二〇一三）東日本大震災に関連するメンタルヘルス総合対策事業の効果測定．『平成24年度地方公務員災害補償基金受託研究報告書』一～三七頁

# 行政職員・派遣職員のストレスの特徴とカウンセリング支援
## ——野口修司・狐塚貴博

この本を読んでくださっている読者の方々は東日本大震災による被災地で働く行政職員の状況についてどれだけご存じだろうか。震災時、行政職員は自身の家族の安否や自宅の存続も定かではない中で最寄りの行政施設に駆けつけ、市民の安全を確保するために避難所の運営やライフラインの復旧のために身を粉にして働いた。中には、家族が亡くなっていることを知りながらも気丈に行政職員としての職務を全うしていた方もいたという。また、わずかながらでも各地の避難所に食料品や飲料水を届けるために、ガレキで足の踏み場もないような道を徒歩で行き来する傍ら、多くの遺体を目にすることもあった。行政職員の仕事は当然のことながら避難所に関わるものだけではなく、壊滅的に停止した行政機能を復旧させるための作業も同時並行で行っていた。そして、これらの避難所運営や行政機能の復旧に尽力する中で、非常につらいことであり、あるいはやむを得ないことであるのかもしれないが、市民の方々からの強い非難や否定的な感情をぶつけられてしまうということが繰り返された。

これらは決して、「被災地の市民よりも行政職員の方が大変だった」ということを言いたいわけではない。しかしながら、震災時に一時的に電気・ガス・水道は止まったものの、身近に家族はおらず、自分の食料品や飲料水のことだけを考えていればよかった筆者らからすれば、当事者から聞いた震災時における被災地行政職員の過酷さは想像を絶するものであり、もし自分が同じ立場だったらと考えると行政職員の方々に対して頭の下がる思いになる。

そして、東日本大震災から丸4年が経過した平成二七年三月時点、被災地の行政職員は震災によるストレスから解放されたかというと決してそうだとはいえない実情がある。そして、そのストレスは震災から月日が経つごとに徐々にありようを変えている。筆者らは震災が起こった平成二三年から複数の被災自治体の行政職員に対してメンタルヘルス支援を行ってきた。また、その経緯から第一筆者（野口）は平成二四年五月から東日本大震災における最も甚大な被災都市の一つである宮城県石巻市の人事課において、任期付職員（任期のある正職員）として行政職員のメンタルヘルス支援に携わっている。本稿では石巻市を中心として、震災以降に行ってきた被災地の行政職員のストレスの特徴と継続的なカウンセリング支援について述べていく。

## *1*　被災地行政職員のストレスのありよう

震災以降、被災地行政職員のストレス要因は大きく二つに大別できる。すなわち、①震災時の被災体験や親しい人との死別に基づくストレス、②震災以降の過大な業務量によるストレス、である。以下にこれらの要因を具体的な事例を挙げて説明する。

### ●①震災時の被災体験や親しい人との死別に基づくストレス

これは、震災時の地震や津波といった自然災害の体験やそれにより親しい人を亡くしたことによるショック、さらには被災時の混乱期に否定的な出来事を経験してしまうことによるストレスである。主にPTSD様反応や悲嘆反応との関連が強い。震災を経験することにより、海や被災風景を思い起こさせる場所に近づくことができなくなったり、親しい人を亡くした場合には、ふとした時に故人のことを思い出して何もできなかった自分を責めてしまう。また、地震や津波の影響ではなく、震災の混乱期に何度も市民などからの苦情や非難の電話を受け続けることで電話に対して強い恐怖を持つようになり、呼び出し音が鳴るたびに動悸がしてしまうといったケースもあった。これらのストレスの特徴としては、震災時および震災直後が最も強く、時間が経過していくとともに程度の差はあれ徐々に落ち着いていくのが一般的だということが挙げられる。事実、震災から4年が経過した現在において、これらのストレスにより「日常生活に支障をきたすほど」に影響を受けているというケースについては大きく減少したといえるだろう。

その一方で、これらのストレスとは全く無縁に生活を続けていくということもまた非常に困難であることが考えられる。たとえば、東日本大震災が起こった3月11日には毎年国を挙げた追悼行事が行われているが、震災から4年が経過した現在においても3月11日が近づくにつれて、普段は問題なく生活している人でも気持ちが落ち着かなくなるといった変化をきたすことがある。これは「記念日反応」とも呼ばれている。また、同様に震災当時を想起させるような映像やテレビドラマなどについても「今はまだ見る気になれない」と話す人もいる。このように、震災という大惨事を経験した人たちにとって、その影響を全く受けなくなるためには4年という時間はあまりにも短すぎるのである。そうであるならば、震災によるストレスについては「あるかどうか」が問題ではなく、それが「日常生活にどれだけ支障を及ぼしているのか」という点を踏まえて援助していくことが重要となるだろう。

さて、ここで震災時の体験に基づくストレスに対する継続的カウンセリングの具体例として、「震災により家族を亡くした人の悲嘆反応に関する事例」を紹介したい。なお、これは特定のクライエントに関する事例ではなく、同様の主訴を持った複数のクライエントに対するカウンセリングから共通部分を抽出して要約したものであることをご了解いただきたい。

【事例1】震災で家族を亡くしたことに自責の念を持つ職員

クライエント（Cl）は震災により家族を失った。それ以来、ふとした時に亡くした家族のことを思い出し、頭から離れなくなる。日中、仕事に集中できているときには比較的まだマシであるが、仕事が終わって家に帰ると思い出してしまい、何も手につかなくなる。特に布団に入ってからは目を瞑ってもいろいろなことが頭に浮かび、「どうして自分は震災の時に亡くした家族のそばにいなかったのか」や「あのとき自分に何かできたのではないか」という強い自責の念に駆られてなかなか眠ることができない。そのような状態により、遺された家族との会話や関わりも減っている。また、震災時に別の場所に避難していた家族を放って避難所の運営業務をしていたことについても罪悪感を持っていた。

これらに対して、セラピスト（Th）は「Clの現在の思いや状況について、大切な家族を突然亡くしてしまったという状況においては陥ってしまっても全く不思議なことではなく、決してC1が変になったわけではない」ことを伝え、加えて「C1が亡くした家族のことを悲しむのは、それだけC1にとって大切な存在であったことの裏返しであり、だからこそ家族を亡くしたことにC1が悲しむだけではなく苦しんでいることが何より残念なことだ」と伝えた。また、C1が抱える自責感については「今回のような悲しい出来事が起これば、何かできたのではないかと自分を責めてしまうこともやむを得ないことだろうが、仮にC1がその場に居たとすれば遺された家族にとってはもっと悲しい結果になっていたかもしれない。また、仮に避難所の運営業務を放棄して避難していた家族の元に向かっていたとしたならば、今度は仕事を放棄してしまったことで自分を責めていたのではないだろうか」と伝えた。そのうえで、「大切な家族を亡くしてしまったことの悲しみはあるいは一生消えることはないかもしれないが、しかしながら一般的には時間が経つにしたがってつらさや苦しみは少しずつ治まっていくものなので、まずはそれを理解することが大事である。また、無理に考えないようにしようとすれば、それによって余計に考えてしまうという悪循環に陥ってしまう。亡くした家族のことを考えてあげるのは供養にもなるので止めようとする必要はないが、一方でそこから自分を責めたりしてしまうと苦しくなってしまうので、C1には自分自身に対してもっと許してあげてほしい」ということを伝えた。

その後、面談の回数を重ねていくごとにC1は自責感の低下とともに亡くした家族のことを考える時間が減り、仕事への大きな支障もなく日々の生活を送っている。その一方で、仕事後に家にいるときなどにはどうしても考えてしまうことがあるとのことだったので、そのことでつらくなった際には考えることを止めようとするのではなく、趣味や運動といった別の行動により意識を無理矢理にでも他のことに向けることで、少しはつらさから解放されるのではとアドバイスをした。

［解説1］

大切な親しい人を亡くした場合における悲嘆反応には、故人のことが頭に浮かんでしまうことによる深い悲しみや絶望感と、それに対して何もできなかった自分自身に対する大きな自責感が伴う。しかしながら、これらの感情は親しい人を亡くすというショッキングな出来事に対する心理的反応としては何ら不思議なことではないだろう。むしろ、これらの反応を強制的に軽減させようとすることは、クライエントからの抵抗を生むことすら予想される。たとえば、悲嘆反応がなかなか軽減しないクライエントに対して、「もしかすると、亡くされた方がとても大切だったからこそ、その人のことを考えなくなり、悲しまなくなっていく自分自身を無意識にでも嫌だと感じていらっしゃるのかもしれませんね」と問いかけると、納得した様子で「そうかもしれない」と答えられたことがあった。亡くした人のことを考える時間が減るということは、解釈を変えると亡くした人のことを忘れると捉えることも可能である。悲嘆反応に対して、あからさま且つ強制的に反応を減らそうとすることは、場合によっては大切な人のことを無理矢理忘れさせようとする行為だと受け取られる可能性がゼロではないため、注意が必要であろう。

事例1におけるカウンセリングは若島ら[1]による「悲嘆やPTSD様反応に対するスリー・ステップス・モデル」に基づいている。このスリー・ステップスとは、①クライエントに起こっている反応に対して、そのきっかけとなる出来事においては当然の反応であるという共感に基づいた一般化（ノーマライズ）をする、②現在起こっているPTSD様反応や悲嘆反応は、一般的には時間の経過とともに少しずつ軽減していくものであるという前提のもとで、これまでの反応に関する肯定的な変化や対処行動を支持する、③無理に避けようとすればするほど避けられなくなる悪循環な反応に対して、あえて積極的に意識を向けさせるなどの異なる介入を提示する、というものである。このステップに基づき、クライエントが抱える悲しみや自責感といった悲嘆反応が当然のものであり、その一方で多くの場合は時間とともに少しずつ落ち着いていくものであるから、無理に悲嘆反応を避けようとする必要はないことを伝え、継続的に面談を続けていく中で反応の変化について確認をしていくのである。

### ●②震災以降の過大な業務量によるストレス

津波による深刻な被害を受けた被災地の復興業務は震災からこれまでの4年間に休まず行われ、これから落ち着きを見せていくどころかますます忙しくなっていく。たとえば石巻市では復興業務が最もピークを迎えるのが平成二七年度だと見込まれており、復興業務を含めた年間の予算額が震災前の4倍になるといわれている。すなわち、1年間で震災前の4倍の予算分の業務を実施しなければならないということである。そのような状況に対し、震災後の石巻市には日本全国の自治体および企業から派遣職員が応援に駆けつけたり、あるいは任期の決まった職員を採用することで人員不足を少しでも解消しようという対策がとられている。それでも震災前の職員数から2割増に届くかどうかという状況のため、被災地の行政職員に今後さらなる過大な業務量が圧し掛かっていくことは間違いないといえるだろう。

震災という未曽有の出来事から生まれたこれまでに経験したことのない「復興」という業務の内容、そして途方もない量というストレスの要因は、長期に続いていくことで行政職員を疲弊させていく。このストレスによる影響としては、主に抑うつ様反応へと結びついていく。初めての業務で思うように仕事が進まず、これから待ち受ける過大な業務の量に絶望感を覚え、モチベーションを保つことが困難になっているにもかかわらず、仕事は続けなければいけないために気が晴れず睡眠にまで影響を及ぼしてしまう。そして、このような状況が深刻化すると最終的には命を絶つという非常に危険かつ悲しい考えが頭をよぎりだすのである。以上のようなストレス状況は主に業務の過大な負担によって引き起こされる。先述したPTSD様反応や悲嘆反応とは異なり、震災時の出来事に関係するものではなく「今、ここで」直面させられているストレスなのである。すなわち、震災からの4年という時間の経過が状況を落ち着かせてくれるというものではなく、むしろ復興業務が本格化していくこれからこそリスクが高まっていくものであるといえるだろう。

では、次にこのようなストレスに対する継続的なカウンセリングの具体例について紹介したい。なお、これも事例1と同様に特定の事例によるものではなく、複数の事例を要約したものである。

【事例2】 震災復興業務の多忙さで心身とも疲弊した職員

クライエント（C1）は震災復興に関わる課に所属していた。慣れない業務の内容と量に毎日残業をし、休日に出勤をする日も多かった。当初は仕事を覚えなければならない必死さで何とかモチベーションを保っていたが、そんな毎日が続くことで心身ともに疲弊し、それでも山積みになっている今後の業務に対して無気力になることが増えてきた。加えて、これまでの自分の努力とは関係なく、市民から復興状況に関するクレームの電話がかかってくることなどにより、自分の仕事に対する達成感を得ることができないという困難さもあった。

また、業務を進めていく中でわからないことがあった際にもＣｌ自身の責任感の強さと周囲も忙しそうに働いていることの申し訳なさもあって、周囲の同僚や上司に相談することができないでいた。それゆえ、Ｃｌは今の自分の思いや状況について周囲に相談をしたことはないという。最近は仕事から帰ってすぐに布団に入るものの、起きたらまた出勤しなければならないと思うと寝つけず、それにより寝不足のまま日中の仕事をして、昼食休憩のわずかな時間に自分の席で睡眠をとるというパターンになっている。現状のままでは仕事を続けていける自信がなく、できることなら別の課に異動をしたいと考えるようになっていた。

これらの状況に対し、セラピスト（Ｔｈ）は「これまでに経験したことがなかったような過大な業務を長期にわたってこなしていれば、Ｃｌのように疲労が溜まってしまったとしてもむしろ当然のことである」ことを伝え、そのうえで「今回の面談で話してくれたＣｌの思いや状況について、まずは人事課長に伝えさせてもらい、さらには人事課長を通じてＣｌの所属長に伝えてもらうようにお願いさせてほしい」と伝えた。上司らに伝えることの理由としては、①Ｃｌの現状についてこの面談の中だけで話を進めていくとすると、疲弊しきっているＣｌ自身にさらに新しい対処をさせるというエネルギーを使わせることになり、それは今のＣｌにとってはとても酷であること、②同様に、職場の中においてもC1だけで状況を改善させることは非常に非現実的なことであり、ただでさえ疲弊しているC1をさらに疲弊させることになりかねず、そんなことよりも今はC1が少しでも楽になるために周囲の力を借りることが大切であり、そのためにはまずC1の大変さを周囲に知ってもらう必要があること、③まずは人事課長を通じて現在の所属にC1の状況の改善を試みてもらい、それでも改善が困難であった場合には異動もやむを得ないことであることを理解してもらえること、等であると話した。それによりC1からの了解も得られ、まずは周囲を通じて状況の改善が可能かどうかを試みることで同意した。

その後、人事課長から所属長にC1のことを伝えてもらうことによって、所属長とC1が直接話し合う機会がもたれたとのことだった。その結果、現在のC1の思いや詳しい状況を所属長に知ってもらうことでC1の担当業務について見直されることになり、また何かわからないことや困ったことがあった際には遠慮なく所属長や他の上司に言ってほしいと言ってもらえたとのことであった。それにより、C1は気持ち的にとても楽になり、もう少し現在の所属で様子を見てみたいという思いになれていると話した。以降も定期的に上司がC1の様子について気にかけてくれていることもあり、異動することなく勤務できている。

[解説2]

この事例のように、主に業務の内容や量といった今まさに職場の中に存在している問題に対しては、如何に現状を良い方向に変化させるための行動を起こさせるかが重要となる。そして、このような問題において最も危険なのが、その問題状況を周囲にも言わずに一人で抱え込むということである。問題を抱え込んでしまう人の特徴としては、真面目で責任感が強く、周囲に相談したり協力してもらうことを申し訳なさから遠慮してしまうような気遣いのできる人であることが多い。そのような人は同時に、周囲に負担をかけることで嫌な思いをさせたり、自分のことを悪く見られてしまうのではないかという恐怖感や不安感も持っており、それが余計に周囲に助けを求めることを躊躇させてしまう原因となる。そして、いよいよ自分一人では耐えきれないという状況に陥った後にカウンセリングに助けを求めに訪れるという経緯がほとんどであるため、このようなクライエントの場合は初回の面談をする時点で相当に心身が疲弊している。そのような状況においては、面談における二者関係の中で問題を改善させようとすることは困難である場合が多い。

セラピストとクライエントだけの関係から職場の環境を変えるためには、クライエントが職場に対してこれまでとは異なる対処行動を実行せねばならず、それを実行するにはクライエントが疲弊し過ぎていて実現可能性が非常に乏しい。それよりも、職場の上司や同僚を巻き込んで所属全体として問題の対処を検討していくほうがクライエントの負担も今以上にはかからず現実的であるといえる。そして、そのような手段を選ぶためには、これまでクライエントが周囲に対して必死に隠してきた問題の現状を、逆に打ち明けさせてほしいという「説得」をすることがセラピストにとってのいちばんの難関となる。仮にクライエントが所属長に対して自分の状況を知られることに抵抗感がある場合には、所属長補佐やグループのリーダーといったクライエントにとって比較的でも信頼のできる相手に対象を変更することで、少なくとも職場の中でクライエント一人が問題を抱え込むという状況を変化させることができる。

この難関を突破し、周囲に打ち明けることへの了解をクライエントからとることができれば、実際に職場の上司にクライエントの現状を知ってもらうことで改善に向かうことが多い。上司としても、状況が継続してクライエントが病気休暇を必要とするような事態になれば、その業務を残った職員に割り振らねばならず、結果として所属全体の負担が増えることになってしまうのだから、そうなる前に改善に向けて動き出すことは自然のことであろう。これまでクライエントの状況が継続していた大きな原因は、単純に周囲がクライエントの状況の深刻さに気づけていなかったことにある。それをこちらから伝えることで、職場というシステムにおける問題解決のためのはたらきを促すのである。

以上が被災地行政職員のストレスのありようにおける主な二つの要因とその対処例である。今回紹介したケースとその対処法はあくまで一例であり、たとえばクライエントの状態がＰＴＳＤ様反応にしろ抑うつ様反応にしろ重篤であり、生命の危険を及ぼす可能性がある場合には早急に医療機関にリファーするといった危機介入が必要であることには、改めていうまでもないだろう。

## *2*　被災地派遣職員のストレスのありよう

震災以降、被災地には全国各地の自治体および企業などから復興の支えとなるべく多くの職員が派遣されている。震災直後においては火急の混乱期を週交代で支えていた各地の派遣職員も、復興業務の本格化とともに半年から1年、あるいは2年という長い期間にわたって被災地の復興に尽力している。また、自治体によっては被災地に派遣するため任期付職員を独自に採用しているケースもある。これらのような派遣職員は、基本的に震災発生時は被災地にいなかったため、自身が震災そのものを体験したり、家族や家屋に被害を受けたりしたわけではない。だからといって、派遣職員という立場が大きなストレスもなく復興業務に専念できるかというと、それは大きな間違いである。事実、震災後に被災地に派遣された支援職員が、派遣期間中に自死してしまうという大変痛ましい出来事が起こってしまっている。これについては、派遣職員が被災地の行政職員と同様のストレスを抱えているのではなく、派遣職員だからこそそのストレスを抱えていると考えることが重要であろう。ここで、派遣職員との面談の中でうかがえる派遣職員独自のストレス要因について次の4点を挙げたい。

### ●①新しい生活環境に身を置くことのストレス

数日や数週間の派遣期間ならばともかくとして、数カ月や数年といった長い期間での派遣となる場合、生活の基盤を完全に被災地に移さなければならない。その一方で、派遣期間が終われば被災地を離れて派遣元に戻るということも明らかになっているという状態である。このような場合、多くの派遣職員がたとえ家族がいたとしても単身で生活することを選択する。しかしながら、新しい土地、新しい職場、新しい業務に身を置き、それに適応していくためには非常に多くのエネルギーが必要となる。これは、元からその土地で生活してきた被災地の行政職員にはないストレスである。震災復興という過酷な業務の中で、休日にリフレッシュをしようにも慣れない土地により遊びに行く場所もわからず、一日中自宅で過ごして終わるということもあり得ない話ではない。このようなストレスは、新しい環境に身を置く場合においては誰もが当たり前に抱えるものである。しかしながら、震災における被災地への支援という特殊な経緯の中で、過酷な業務に身を置くことが前提となっている状況においては、決して軽視をしてよいストレスであるとはいえないだろう。

### ●②派遣元と被災地における仕事の進め方の違いによるストレス

これは派遣職員が被災地で仕事をする中で抱える最も典型的なストレスであり、言い換えれば、派遣職員の誰もが必ず一度は経験するものだろう。被災地の復興は常に時間に追われた業務である。それは、被災した市民のために一刻でも早く被災前以上の街並みと生活を取り戻さなければならないという義務感もあれば、国より提示されている復興予算の執行期間という、より現実的な制限もある。そのような中で少しでも迅速に復興を進めていくためには、当然のことながら関連業務について経験豊富な人材が求められる。そうした経緯から、各自治体および民間企業から経験豊富な人材が派遣職員として被災地に集うわけであるが、そのような派遣職員が派遣元で発揮してきたその経験をそのまま被災地で百パーセント発揮できるかというと困難な場合が多い。

その大きな原因となっているのが、派遣元と被災地における仕事の進め方の違いである。「経験豊富な派遣職員」という言葉は少し補足を加えると「各々のやり方に基づく経験の豊富な派遣職員」となる。たとえ、これまで長年経験してきた業務だとしても、進めていく手順や考え方が異なることでそのパフォーマンスは大きく変化する。業務に関する知識が豊富だからこそ、これまで培ってきた方法を修正しつつ新しい方法に合わせていくことが可能な場合もあるだろうが、逆に知識が豊富であるからこそ新しい方法になかなか馴染めず、初めはまっさらで一から全てを学んでいくほうが余計な混乱をせずに済むこともある。また、被災地での方法よりも派遣元で培った方法のほうがより効率的で優れた手段なのではないかとジレンマを感じることもあるだろう。

本来は日本全国からさまざまな手法や知識を持った派遣職員が集まる機会を活かして、被災地職員と派遣職員が協力してより効率的な方法を精査していけることが理想的な形といえる。しかしながら、被災地の職員もまた長期にわたる復興業務に疲弊しており、今まで慣れ親しんだものを捨てて新しい方法を吟味し変化させていくというエネルギーを費やすには余裕がないのが実情である。そのような中で、基本的には自分たちのやり方に合わせてほしいという被災地の職員と、培ってきた経験を存分に発揮したい派遣職員の思いとのすれ違いが、時には葛藤状態を作り出すほどに大きなストレスを生み出す要因となるのである。

### ●③派遣職員としての遠慮によるストレス

派遣職員という立場は、まさに被災地の行政職員や市民を助けるための応援者である。職員自らが被災地で働きたいという思いを持って派遣を志願した人もいれば、中には派遣元から「頑張って被災地の力になってこい」と肩を叩かれて送り出されてきた人もいるかもしれない。そのような職員自身の思いや周囲からの期待は、被災地での復興業務をこなしていくにあたってのモチベーションにつながるが、逆に大きなプレッシャーにもつながり得る。その中で①や②に挙げたようなストレスを抱えてしまった場合、派遣職員という立場であるからこそ周囲に弱音を吐けず、ストレスを自分一人で溜め込んでしまいかねないのである。また、応援に来た立場であるからこそ忙しそうに働いている被災地行政職員に負担はかけられないと、たとえ業務でわからないことがあったとしても声をかけるのをためらってしまう。これらの遠慮は、被災地の行政職員への配慮に基づいた大変ありがたい気遣いであるともいえる。しかしながら、同時に被災地での業務に大きなストレスを抱えてしまった際に、その状態を周囲に伝えずに過度に無理をさせてしまうための鎖にもなってしまうのである。

### ●④派遣期間というタイムリミットによるストレス

派遣職員には当然ながら派遣期間という時間的な制限がある。被災地の復興のために応援に来た時点でタイムリミットが決まっているのである。このタイムリミットは、派遣開始当初においては特に意識されるものではなく、派遣期間の終了が近づくにしたがってその影響力が現れ始める。この影響が良い方向にはたらくこともある。たとえば、派遣期間中に大きなストレスを抱えた場合、期間終了日に意識を向けることによって、それまでは何とか頑張ってみようという奮起につながる。終わりが見えるというのは、ストレスを抱えている状態に対しては非常に大きな希望となるのである。その一方で、タイムリミットが近づくことによって、残された時間の中でどれだけのことができるのかという焦りが生まれることもある。このような焦りは、被災地のためにできる限りのことをしたいという思いや周囲の期待に応えたいという思いを強く持った派遣職員にこそ生まれやすいものであり、それが結果的に大きなプレッシャーやストレスにつながっていく。このように、タイムリミットとは派遣職員それぞれによって異なる影響を与えるものであることを十分に理解しておく必要があるだろう。

このように、被災地の助けとなるべく全国から集まる派遣職員についても、被災地行政職員とは全く質の異なるストレス要因が存在しており、それらは決して軽んじてよいものではない。被災地行政職員は震災直後から今後の復興業務まで長期にわたってストレスを抱えなければいけないのに対し、派遣職員という立場は派遣されている期間だけの短期的なストレスを抱えるといえるかもしれない。その一方で、①~④のストレス要因のいずれかが非常に強く影響を与えたとき、あるいは複数のストレス要因が重なったときなどには、瞬間的に抱えるストレス量が被災地行政職員のそれを大きく上回ることだって考えられる。そしてそれが派遣職員にとって限界を超えたとき、自死という悲しい選択肢が頭をよぎったとしても全く不思議なことではないだろう。このような事態を少しでも防ぐためには、その第一歩として被災地の応援に向かう派遣職員と、派遣職員を迎えて一緒に仕事をしていく被災地職員の両者が、これらのストレス要因についてしっかりと理解をしておくということが挙げられる。ストレス状態をゼロにするということは非常に困難であるといわざるを得ないが、派遣職員に起こり得るストレスというものをお互いに理解することによって、その深刻化を防ぐ可能性は大きく上がる。災害復興に関して、これほどまでに大規模で長期間にわたって他の地域から職員が派遣されるという事態がなかったからこそ、このような派遣職員のストレス要因に関する視点は、今後も重要となってくるだろう。

## 3　行政職員を支援していくためのカウンセリング・システム

行政機関という組織の中で職員を支援していくにあたっては、職員のストレスに関する内容や状態によって支援方法を臨機応変に変化させていく必要がある。それは大きく分けて、個人レベルの対処・職場レベルの対処・組織レベルの対処という三つのレベルに分けることができる。

まず個人レベルの対処とは、事例1で紹介したような悲嘆反応やPTSDといった個人内に関連している問題や、家庭やプライベートに関する問題といった職場の環境とは関連のない問題、そして職場に関連していたとしてもクライエント本人の力で改善が見込めるような問題に対して、クライエントとセラピストの二者間のみで問題を共有し、解決を試みていく方法である。このレベルにおいては、問題解決のために実際に行動するのはクライエント本人ということになるため、クライエントに行動を起こすためのエネルギーが残っているかどうかが重要なポイントとなるだろう。

次に職場レベルの対処とは、事例2で紹介したような職場に関連した問題であり且つクライエント本人に解決行動を起こすためのエネルギーが見込めない際に、周囲の上司や同僚に協力を求めることで職場全体としての問題改善を試みていく方法である。これはクライエントとセラピストという二者関係での問題解決システムから職場全体を巻き込んだより大きなシステムに広げることを意味するために、まずはクライエントの了解を得ることが必要となるだろう。また、どの範囲までシステムを広げていくかについてもクライエントとしっかり打ち合わせることが重要である。これには、まずは職場の誰であればクライエントの問題に対して協力してくれるのか、またその協力者にはどのようなことまでは伝えても大丈夫で、逆に伝えてほしくないことはどんなことなのか、といったことが含まれる。クライエントの意思を極力尊重していくことによって、解決システムを広げていくことに対するクライエントの不安を低減させることができるだろう。

そして組織レベルでの対処とは、個人や職場よりもさらに広いシステムでの対処、具体的には人事異動などの組織的な手段を用いることである。これは、クライエントの問題が個人システムでも職場システムでも解決困難であると判断される場合に必要となる。クライエントのストレス状態が深刻であったり、職場の中に問題改善のための協力者がいなかった場合などには、クライエントをそのストレス環境に留まらせることが非常に危険であり、さらには周囲の職員や職場全体にも支障を与えることもあるだろう。そのような事態になる前に、物理的にそのストレス環境から身を離すことによって状況を変えるのである。しかしながら、この手段は誰に対しても用いることができるわけではなく、用いることによって必ず状況が改善するという保証があるわけでもない。あくまで個人レベル、職場レベルでの対処による効果が見込めないと判断される場合における最終手段であると認識しておくことが重要である。

このように行政職員へのカウンセリング支援にあたっては、以上の三つのレベルに基づいて、個人レベル→職場レベル→組織レベルという順序により、極力少ない変化で問題が解決できないかを検討しつつ、臨機応変に対処していくことが求められる。

## 4　これからの復興業務を乗り切っていくために

最後に、震災の発生から現在まで続き、今後もしばらくは続いていく被災地復興業務の過酷な状況の中で、最も重要となってくるであろう「鍵」について紹介する。本稿では被災地行政職員に対する継続カウンセリングをテーマとして、そのストレスの特徴や支援方法について述べてきた。しかしながら、長期化する復興業務とそれに伴う職員の疲弊によるストレス状態の深刻化のリスクを踏まえると、問題が起こった際に継続的なカウンセリングで対処していくという支援のみでは限界がある。そこで問題が発生しない、あるいは問題が発生したとしても深刻化する前に早期に解決できる、といった予防的観点に基づいた支援が必要となる。そして、予防的支援において非常に効果的であると考えられる「鍵」が、人間関係の持つ力である。

極端な例ではあるが、「①個人の業務量は少なくみんなに余裕があるが、所属内の人間関係が良好ではなく、それぞれが黙々と自分の仕事をこなしていく職場」と、「②個人の業務量は多くてそれぞれが仕事に追われているものの、所属内の人間関係は良く、お互いに忙しさを共有したり励まし合ったりしながら仕事をこなしていく職場」のどちらがストレスを少なく仕事をしていけるのかを比較した際、多くの場合において②の職場のほうがストレスが少ない、あるいはストレスを溜め過ぎないまま仕事ができるという結論になるだろう。それほどまでに人間関係のストレスというものは業務量のストレスに比べて影響が大きく、逆に人間関係の力によって業務量のストレスはある程度カバーできるものなのである。そして、その人間関係の核となるのが職場内のコミュニケーションである。上司、部下に限らず職場のメンバーそれぞれが仕事や雑談などによって活発にやりとりすることで、お互いにストレス発散をすると同時に、お互いの体調や状況も自然と共有することができる。そして、もしメンバーの中に過度なストレス状況により苦しむ人が出てきた際には全員でサポートしようとする「自助効果」が生まれるのである。職場にそのような雰囲気があれば、たとえ業務量というコントロールが困難なストレスがあったとしても、特定の職員ひとりに過度な負担がかかることなく、お互いに愚痴を言い合いながらも大変さを共有し合い、最後に「まぁ、やるしかないか」と苦笑いしながら何とか乗り切っていくのである。そのような人間関係を如何にして組織全体に対して浸透させ、形成していくか。それが被災地で過酷な復興業務に従事する行政職員を支援していくための、今後の大きな課題となっていくであろう。

## 文　献


（1）若島孔文・野口修司・狐塚貴博・吉田克彦（二〇一二）ブリーフセラピーに基づくスリー・ステップス・モデルの提案．*Interactional Mind, 5*　七二〜七九頁

# 健康調査の分析および公表

――小林　智・野口修司

## *1*　自治体職員のメンタルヘルスについて

一般財団法人地方公務員安全衛生推進協会が公表した地方公務員健康状況等の現況[1]によると、長期病休者全体は平成20年をピークとして調査時点である平成24年にかけて減少傾向を示しているという。しかしながらその一方で、「精神及び行動の障害」による長期病休者数が増加しており、職員100人に対して1人を超える割合で発生しているだけでなく、長期病休者全体に占める割合が初めて50パーセントを超えたということが指摘されている。

これは同協会が調査を始めた一九九二年度以降過去最多で、10年前の2・4倍、15年前の4・9倍の水準にもなる。地方公務員のメンタルヘルス対策は個々の職員に関する健康管理や安全配慮義務の履行という目的を超えて、職場全体の活力や職務遂行能力を維持・向上させ、ひいては地域コミュニティを活性化するうえで必須のものとなってきている。

地方公務員の大多数が自然災害発生時などの有事の際には地元住民に対して支援者的な役割、つまり職業的救難者としての役割が求められることになる。(2)大事故・大規模災害における支援者が受けるストレスをはじめとした精神的影響について、海外では日本に先立って数多くの調査研究が実施され紹介されてきた(3)ものの、日本における同領域に関する研究は阪神・淡路大震災における兵庫県消防職員の外傷性ストレス反応に関して検討した調査(4)などを契機として、ここ最近注目を集めるようになってきたテーマにすぎない。同研究では、震災発生から13カ月後に外傷性ストレス障害の罹患リスクが高い者が、被災地に勤務する職員の16パーセントにも達したということを報告しており、職業的救難者へのメンタルヘルスケアの必要性を世に知らしめることとなった。

## 2　石巻市職員を対象とした健康調査の実施

われわれ自身が行政職員への援助の必要性をどのように認識しているかについては、既に冒頭において詳説した。われわれは石巻市役所との連携のもと、市職員の健康調査の実施・分析・公表についての業務委託を受けており、その健康調査データを本節で公表する。なお、本節での報告は、二〇一一年六月〜七月（以下、第1回調査時と表記）、二〇一一年一〇月〜一一月（以下、第2回調査時と表記）、二〇一二年六月（以下、第3回調査時と表記）、二〇一三年二月〜三月（以下、第4回調査時と表記）に実施した計4回の調査（質問紙形式）に関するものとする。質問紙の構成は表1の通りである。

表1　石巻市職員健康調査の構成

| | |
|---|---|
| 仕事の状況 | 1：震災関連業務に従事していた（している）か *1 |
| | 2：100時間を超える時間外勤務があるか |
| | 3：職場の同僚とのコミュニケーションはとれているか |
| 自身の被災状況 | 4：自宅損壊の程度 *1 |
| | 5：避難所等での自宅外生活の有無 *1 |
| | 6：家族内での死者や行方不明者の有無 *1 |
| 健康状態 | 7：体調の好不調 |
| | 8：睡眠の状態 |
| | 9：食欲の状況 |
| | 10：飲酒量の変化 |
| | 11：持病の有無と治療状況 |
| メンタルヘルスの状態 | 12：K6日本語版（全6項目）を使用 *2 |
| | 13：CSI（本書77〜82ページに詳説） |
| その他 | 14：年齢、性別などの基本属性 |
| | 15：精神科医等との個別面談希望の有無 |

*1　震災関連業務の有無・自宅損壊の程度・自宅外生活の有無・死者不明者の有無など、調査時期による変動がない項目については第1回目調査時のみ尋ねている。

*2　Kessler, et al.（5）が作成した精神疾患のスクリーニングと重症度の測定を目的とした尺度の日本語版（6）

表2　石巻市職員のK6得点の分布

| | 第1回調査 | 第2回調査 | 第3回調査 | 第4回調査 |
|---|---|---|---|---|
| 健康群 | 322名（35%） | 452名（49%） | 510名（55%） | 527名（57%） |
| 低ストレス群 | 370名（40%） | 322名（35%） | 274名（30%） | 259名（28%） |
| 中ストレス群 | 139名（15%） | 80名（9%） | 77名（8%） | 74名（8%） |
| 高ストレス群 | 90名（10%） | 67名（7%） | 60名（7%） | 61名（7%） |

表3　本調査のデータと川上・古川[(7)]データの比較

| | 第1回調査 | 第4回調査 | 川上・古川 (2006) |
|---|---|---|---|
| 健康群 | 35% | 57% | 61% |
| 低ストレス群 | 40% | 30% | 28% |
| 中ストレス群 | 15% | 8% | 8% |
| 高ストレス群 | 10% | 7% | 3% |

＊　最も状態の悪い時期、および、最も状態の良い時期とそれぞれ比較するために、第1回調査の結果と第4回調査の結果を掲載した。

本稿では、紙幅の都合上すべての変数についての調査結果を載せることは叶わないが、本書のテーマである「大震災からのこころの回復」という観点から石巻市職員の健康調査の結果について報告する。震災からの時間経過に伴う変化を扱うことから、本稿におけるデータ集計の対象は第1回調査から第4回調査にかけてK6調査票（前掲した表1の注2を参照）に回答欠損のなかった921名であることを付記しておく。

921名の石巻市職員のメンタルヘルス状態を表すK6の得点について表2に示す。なお、本稿におけるK6得点（得点範囲0点〜24点）の分類は川上・古川[7]に倣い「0〜4点：ストレスが低く健康な状態である（本稿では健康群と表記）」「5〜9点：心理的にストレスがかかった状態（本稿では低ストレス群と表記）」「10〜12点：うつ病や不安障害が疑われる状態（本稿では中ストレス群と表記）」「13〜24点：うつ病や不安障害が強く疑われる状態（本稿では高ストレス群と表記）」の4段階による分類を採用している。

この結果からは、第1回調査時点では実に過半数となる65パーセントの職員が心理的なストレスを抱えており、25パーセントがうつや不安障害といった精神障害が疑われる水準にあることを読み取ることができる。これは、全国調査において一般成人を対象とした川上・古川[7]の得点分布（表3）と比べても高い水準であり、石巻市職員は震災当初特に強いストレスを抱えていたことを読み取ることができる。

また、時間経過に伴う状態の推移としては、第1回調査時から第2回調査時にかけては全体的な改善傾向が認められるものの、第2回以降中ストレス群と高ストレス群においてストレスの下げ止まり傾向がみられる。第4回調査時においては、高ストレス群の多さと健康群の少なさが若干認められるものの、一般成人を対象とした川上・古川[7]におけるデータとほぼ遜色のない水準にまで状態が改善しており、全体的な傾向としては2年という時間をかけて次第にこころの回復を果たしていく石巻市職員の足跡を見てとることのできる結果となった。

次節以降では、これまでの災害ストレス研究[8][9][10]を参考として、ストレスの規定因となっていると考えられる要因に着目し、石巻市職員の状態について検討する。具体的には年齢・性別といった「職員の属性」と、震災業務従事歴・自宅損壊の程度・自宅外生活の有無・家族内の死者や行方不明者の有無といった「職員の被災体験」に関して検討を行う。

## 3　石巻市職員の属性ごとのストレス状態について

木村ら[8]は阪神・淡路大震災における被災者915名を対象に調査を行い、年齢や性別といった被災者の基本的な属性も被災によるストレスの強度を左右する規定因となることを見出している。本節ではその調査に倣い、石巻市職員の年齢および性別について集計し、年代・性別ごとにどの程度のストレスを抱え、どのような経過をたどっているのかについて報告する。

まず、石巻市職員921名の年齢を集計した結果を図1に示す。50代・60代の職員が最も多く、40代、30代と続き、10代・20代の若い年齢層が最も少ないという結果となった。次いで、年齢層別のストレス強度および時間経過による推移について図2に示す。全体的な傾向としては第1回から第2回

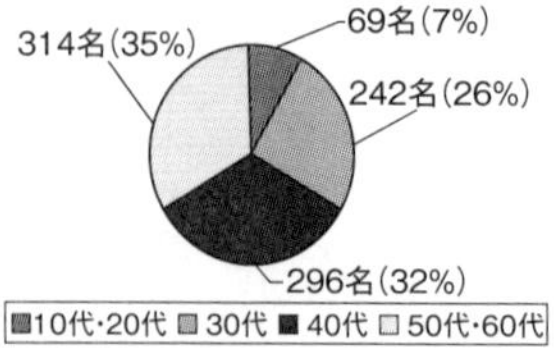


**図1　石巻市職員（921名）における年齢の集計結果**

＊ 10代と60代は人数が極端に少ないため、それぞれ20代と50代に合算して計上。

＊ 第1回調査時の年齢をもとに分類。

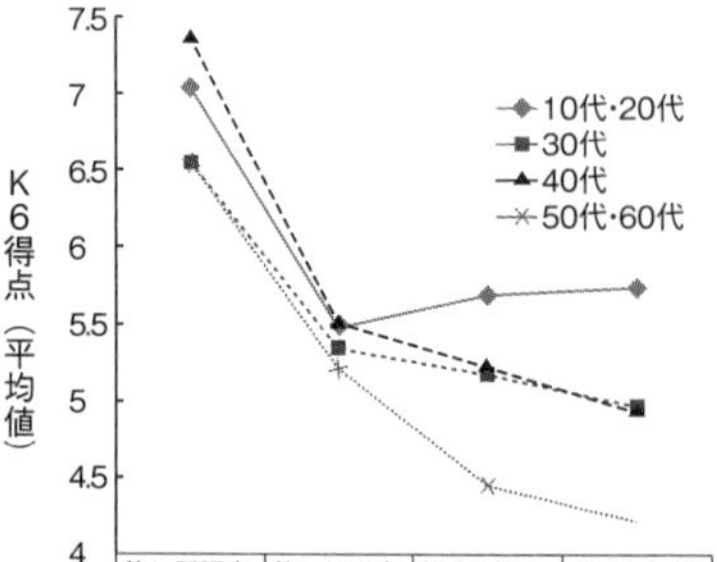


| | 第1回調査 | 第2回調査 | 第3回調査 | 第4回調査 |
|---|---|---|---|---|
| 10代･20代 | 7.04 | 5.48 | 5.70 | 5.74 |
| 30代 | 6.55 | 5.34 | 5.18 | 4.97 |
| 40代 | 7.36 | 5.51 | 5.23 | 4.93 |
| 50代･60代 | 6.55 | 5.21 | 4.45 | 4.21 |

**図2　職員の年代ごとのストレス推移**

にかけての改善傾向が顕著である。第1回時点では30代職員のストレスが最も高かったが、第2回時点において世代間に大きな差はなくなっている。しかし3回以降の経過において世代間の差が再び現れ始め、横ばい～微増の経過をたどる10代・20代、横ばい～微減の経過をたどる30代と40代、順調な減少経過をたどる50代・60代という結果になっている。最終調査時点である第4回のストレス比較では、若い世代ほど「こころのストレス」が高くなるという木村ら[8]における結果と概ね一致する結果であった。

次いで、石巻市職員921名の性別を集計した結果を図3に示す。結果、男女比は男性職員480名、女性職員441名でほぼ半々であった。加えて、男女別のストレス強度および時間経過による推移について図4に示す。木村ら[8]においては女性のほうが男性よりも強いストレスを抱えていることが報告されているが、本データでは第1回においてその傾向がわずかに認められるものの、その後の推移としては男性と女性の抱えているストレスに大きな差は認められず、両者ともになだらかな改善傾向の経過をたどっている。

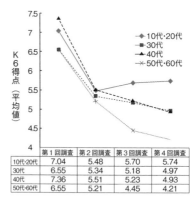

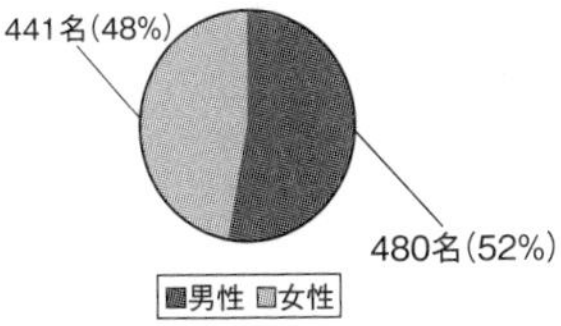


**図3　石巻市職員**（921名）**における性別の集計結果**

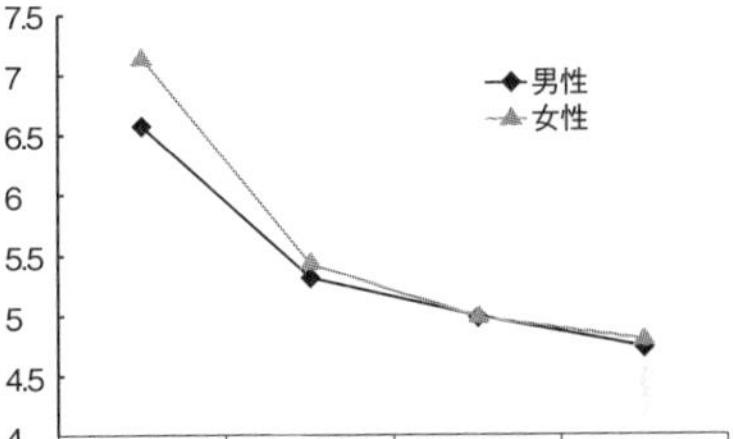


| | 第1回調査 | 第2回調査 | 第3回調査 | 第4回調査 |
|---|---|---|---|---|
| 男性 | 6.58 | 5.31 | 4.99 | 4.72 |
| 女性 | 7.15 | 5.42 | 4.98 | 4.79 |

**図4　職員の性別ごとのストレス推移**

## *4*　石巻市職員の被災体験ごとのストレス状態について

職員の基本的属性に関する検討に続いて、石巻市職員が東日本大震災により日常にどのような変化を強いられたのか、つまり石巻市職員の被災について検討し、報告する。

第一に、どの程度の石巻市職員が震災により日頃とは異質な業務にあたらざるを得なかったのかについて集計した。Ｋ６調査票に回答欠損のなかった９２１名の中から、遺体関連業務・震災対応に関する苦情への対応などの震災に関連した業務への従事歴の有無について回答のあった８８０名の回答をまとめたものを図５に示す。９割に迫る職員が震災に関連した業務に従事した経験を持つことが示されており、多くの石巻市職員が日常生活の変化を仕事という面からも揺るがされたということが見てとれる。続いて、震災関連業務の従事歴別のストレス強度および時間経過による推移について図６に示す。若島ら[9]によれば、ストレスが低いグループには震災関連業務を行っていない者が多く、ストレスが高いグループでは震災関連業務を行っていない者が少なくなる傾向にあることが指摘されている。また、兵庫県精神保健

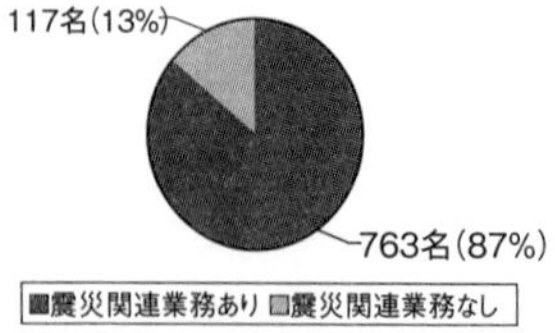


**図5　石巻市職員（880名）における震災関連業務従事歴の有無**

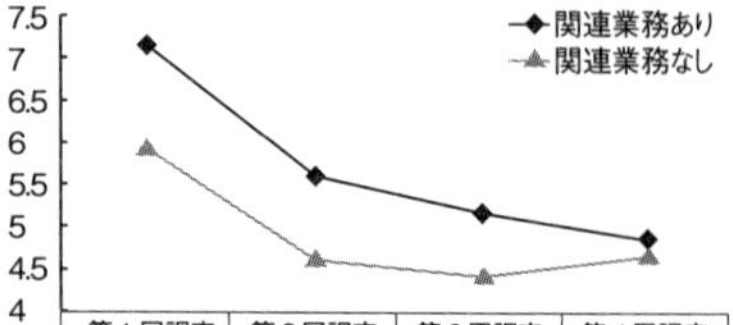


| | 第1回調査 | 第2回調査 | 第3回調査 | 第4回調査 |
|---|---|---|---|---|
| | 7.08 | 5.53 | 5.11 | 4.79 |
| | 5.85 | 4.55 | 4.35 | 4.60 |

**図6　震災関連業務への従事歴ごとのストレスの推移**

協会こころのケアセンター[4]が兵庫県下の消防職員を対象に実施したＰＴＳＤ様のストレス反応に関する調査によると、外傷性のストレッサーへの曝露機会が多かった者はそうでない者に比べてＰＴＳＤハイリスク者の割合が多かったことが示されており、本調査においても震災関連業務を通じて凄惨な被災現場に関する情報に触れる機会が多い関連業務従事者において高いストレスが観察されたのだと考えられる。業務条件間の差が最大になるのは第１回調査時においてであり、その後次第に関連業務従事者と非従事者との差は縮まっている。このことは、外傷性ストレスに関連する症状が時間的に遅延して発症することは例外的であるとする若島・宇佐美[11]の見解と一致する結果がみられたと捉えることはできよう。

第二に、自宅に一部損壊以上の被害を受けた者と自宅の被害が比較的少なかった（自宅に被害がなかった）者について、当該項目に回答のあった９１０名の回答を集計した結果を図７に示す。７割を超える職員において自宅に一部損壊以上の被害があったことが明らかになった。続けて、自宅損壊の有無ごとのストレス推移を図８に示す。第１回時点の条件差が最も顕著であり、その後は両条件とも時間経過に伴ってストレスが減少していく中で条件間の差が小さくなり、第４回時点では条件間にはほとんど差がみられなくなっていくという、関連業務の有無別にみた場合と同様の傾向

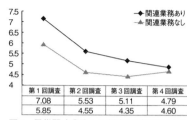

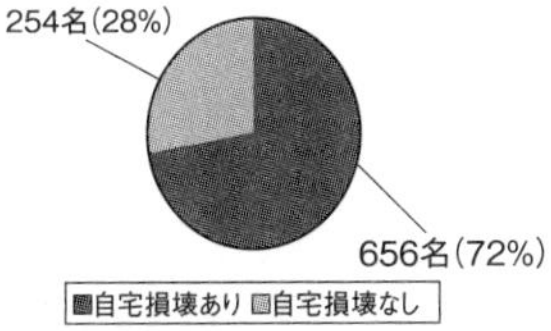


**図7　石巻市職員（910名）における自宅損壊の有無**

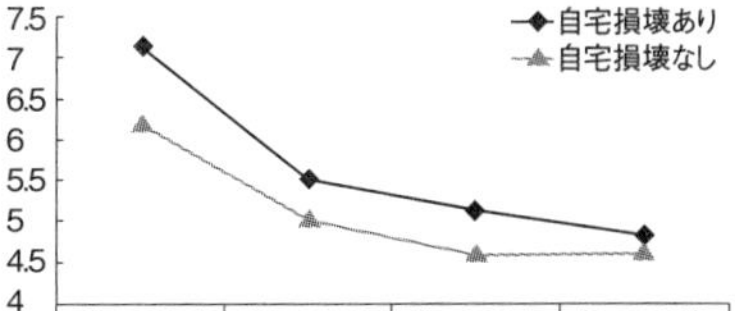


| 第１回調査 | 第２回調査 | 第３回調査 | 第４回調査 |
|---|---|---|---|
| 7.12 | 5.50 | 5.13 | 4.83 |
| 6.19 | 5.00 | 4.59 | 4.60 |

**図８　自宅損壊の有無ごとのストレスの推移**

が示されている。

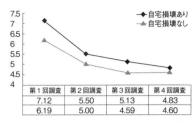

そしてこの傾向は避難所などでの自宅外生活の有無別にみた場合にも同様に観察される。避難所などでの自宅外生活の有無について該当項目に回答のあった887名の回答を集計した結果について図９に、自宅外生活の有無ごとのストレスの推移を図10に示す。木村ら[8]は阪神・淡路大震災の被災者におけるストレス強度の規定因について検討しており、自宅被害の程度が酷い者や自宅外への避難生活を経験した者において、集中困難・焦燥感・抑うつ感・否定的思考といった「こころのストレス因子」と、倦怠感・動悸・めまい・頭痛・口渇・胸の痛みといった「からだのストレス因子」の双方において得点が高くなる傾向にあることを報告していることからも、自宅の損壊やそれに伴う避難生活といった住環境の変化というストレッサーに曝されてきたことを見てとることができる。

最後に、家族内で死者・行方不明者が出た者について、当該項目に回答のあった907名の回答を集計した結果を図11に示す。家族が亡くなる、もしくは行方不明になるという大きな喪失を経験した者の割合は１割である。続いて、家族内での死者・行方不明者の有無ごとのストレス推移を図12に示す。家族内に死者・不明者が居る者は非常に高いストレスを抱えているという結果が得られた。他の集計と同様に第２回目調査時点以降の改善傾

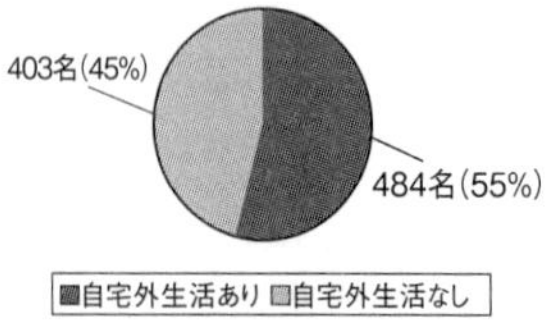


**図9　石巻市職員**（887名）**における自宅損壊の有無**

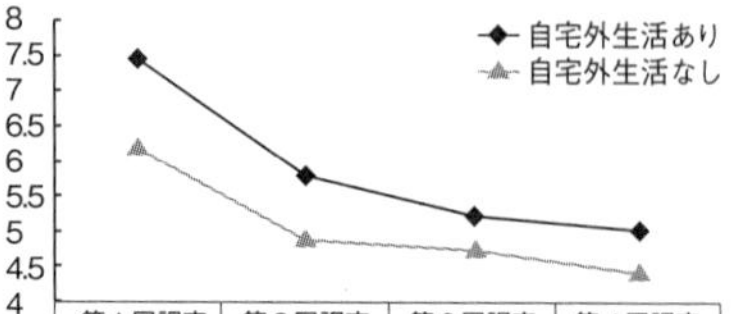


| | 第１回調査 | 第２回調査 | 第３回調査 | 第４回調査 |
|---|---|---|---|---|
| 自宅外生活あり | 7.45 | 5.79 | 5.21 | 5.01 |
| 自宅外生活なし | 6.18 | 4.87 | 4.74 | 4.41 |

**図10　自宅外生活歴の有無ごとのストレスの推移**

向は認められるものの、第４回目調査時点においても平均点が健康群の水準に達していないという点が特徴的である。伊藤ら⑩では災害による死別は、災害後のうつやＰＴＳＤ、複雑性悲嘆につながる可能性を示しており、本調査との結果からも、災害後の悲嘆のケアの必要性と重要性が示されたといえるだろう。

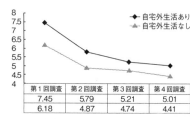

## 5　総合考察

被災体験の性質という点に関して、ラファエル⑫は直接的な被災者である一次的な被災者に加え、直接的な被災者の親類縁者をはじめとした関係者や、その他の被災者のために愛他的な援助活動に従事した者たちを二次的・三次的な被災者であるとしている。被災地域に暮らし、被災地域で働く自治体職員の多くは単独で一次的被災者である／二次的被災者であるというような存在ではなく、二重三重の意味で自然災害の被災者であり、本健康調査の対象となった石巻市職員の多くはこのような意味において多重被災者なのである。

「こころの回復」というテーマに関して本稿ではさまざまな観点から検討を加えてきた。本調査における全般的な傾向として、時間経過に伴うスト

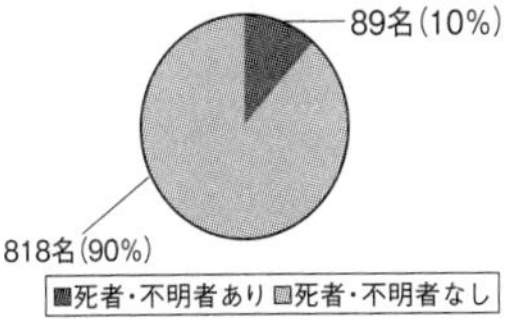


**図11　石巻市職員（907名）における死者・不明者の有無**

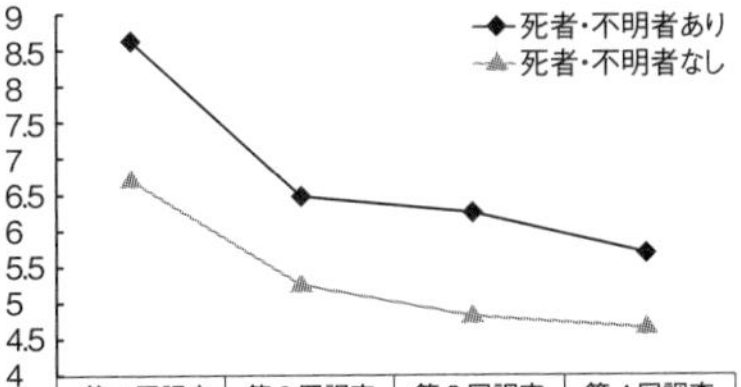


| 第1回調査 | 第2回調査 | 第3回調査 | 第4回調査 |
|---|---|---|---|
| 8.63 | 6.46 | 6.24 | 5.69 |
| 6.70 | 5.25 | 4.81 | 4.63 |

**図12　死者・不明者の有無別のストレスの推移**

レスの改善傾向を挙げることができるだろう。これは若島・宇佐美[11]において指摘されている惨事ストレス反応の時間経過による自然回復性と一致する。

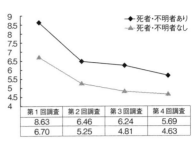

惨事ストレスのケアに関して、若島・宇佐美[11]ではこの自然回復に向かう性質を利用し、それを活性化することを中心とした手法（スリーステップモデル）が効果的であるとしていることから、この回復傾向の性質をより詳細に把握することで、ケアをより効率的に進めるうえでの指針を得ることができるだろう。たとえば、スリーステップモデルには問題発生から現在までの間で主体的な対処や解決行動を支持する（do more・コンプリメント）ことが中核的な要素の一つとして含まれている。本調査によれば、時間経過による回復の傾向として第1回目調査時（発災3カ月後）から第2回調査時（発災6～7カ月後）にかけて最も大きなものであったことから、この期間に焦点を当てることでdo moreの材料となるエピソードが発見できると期待されるのである。

職業的救難者のメンタルヘルスに関する研究は阪神・淡路大震災に関する研究を契機として近年関心の高まりを見せてきたものの、従来の研究は消防職員や看護師を対象としたものが中心であった（たとえば、兵庫県精神保健協会[4]：松井他[13]：一般財団法人地方公務員安全衛生推進協会[14][15]）。したがって本調査は、激甚被災地域の自治体職員を広く対象としたという点において貴重な資料を提供することだろう。

## 文献


（1）一般財団法人地方公務員安全衛生推進協会（二〇一三）地方公務員健康状況等の現況．

（2）松井豊（編著）（二〇〇九）『惨事ストレスへのケア』おうふう

（3）Everly, G.S. & Mitchell, J.T.（1999）*Critical incident stress management*（*CISM*）: *A new era and standard of care in crisis intervention*. Ellicott City, Md: Chevron. [G・S・エヴァリー・J・T・ミッチェル／飛鳥井望・藤井厚子（訳）（二〇〇四）『惨事ストレスケア：緊急事態ストレス管理の技法』誠信書房]

（4）兵庫県精神保健協会こころのケアセンター（一九九九）非常事態ストレスと災害救援者の健康状態に関する調査研究報告書：阪神・淡路大震災が兵庫県下の消防職員に及ぼした長期的影響．

（5）Kessler, R.C., Andrews, G., Colpe, L.J., Hiripi, E., Mroczek, D.K., Normand, S.L., Walters, E.E. & Zaslavsky, A.M.（2002）Short screening scales to monitor population prevalences and trends in non-specific psychological distress. *Psychological Medicine, 32*, 959-976.

（6）古川壽亮・大野裕・宇田英典・中根允文（二〇〇三）一般人口中の精神疾患の簡便なスクリーニングに関する研究．『平成14年度厚生労働科学研究費補助金（厚生労働科学特別研究事業）心の健康問題と対策基盤の実態に関する研究　研究協力報告書』

（7）川上憲人・古川壽亮（二〇〇六）全国調査におけるK6調査票による心の健康状態の分布と関連要因．橋本英樹（編）『国民

の健康状況に関する統計情報を世帯面から把握・分析するシステムの検討に関する研究報告書』 一三一〜二一一頁
(8) 木村玲欧・林春男・立木茂雄（一九九九）阪神・淡路大震災から4年目に被災者の感ずるストレス強度とその規定因．『第4回都市直下地震災害総合シンポジウム論文集』 三五九〜三六二頁
(9) 若島孔文・狐塚貴博・野口修司・小林智・長谷川啓三（二〇一二）東日本大震災に関わる石巻市職員に関する健康調査報告(1)．東日本大震災ＰＴＧ支援機構
(10) 伊藤正哉・中島聡美・金吉晴（二〇一二）災害による死別・離別後の悲嘆反応．『トラウマティック・ストレス』10 五三〜五七頁
(11) 若島孔文・宇佐美貴章（二〇一三）行政職員の心理社会的支援②：職業的災害救助者へのアプローチ．長谷川啓三・若島孔文（編）『震災心理社会支援ガイドブック：東日本大震災における現地基幹大学を中心にした実践から学ぶ』 金子書房
(12) Raphael, B. (1986) *When disaster strikes: How individuals and communities cope with catastrophe.* New York: Basic Books. [B．ラファエル／石丸正（訳）（一九九五）『災害の襲うとき：カタストロフィの精神医学』 みすず書房]
(13) 松井豊・畑中美穂・丸山晋（二〇一一）消防職員における遅発性の惨事ストレスの分析．『対人社会心理学研究』 11 四三〜五〇頁
(14) 一般財団法人地方公務員安全衛生推進協会（二〇〇六）消防職員の現場に係わるストレス対策フォローアップ研究会報告書．
(15) 山田小百合・佐藤やよい（二〇一三）東日本大震災における看護師のバーンアウトとうつ状況の推移調査．『看護管理』 43 二七一〜二七四頁

# 包括的ストレス反応尺度の開発

――若島孔文・浅井継悟・平泉　拓

東日本大震災を契機に、私たちは、災害に起因するストレス反応と、一般的にも生じ得るストレス反応を区分あるいは統合して測定可能な尺度の開発を迫られた。実際に現場では、複数のストレス尺度を組み合わせて行うことは項目数が多くなるため、調査協力者におかけしてしまう負担を考えると不適切であり、包括的に、かつ、なるべく項目数の少ない尺度が必要とされた。また、同時に以下の二点を工夫した。①ＰＴＳＤにみられる特異的な項目の整理と記憶に関する項目の追加を行ったこと。②一般ストレス反応項目に関して、以前と比べてストレス反応がどのように変化したかを測定できること。

本尺度に関する詳細は、浅井他(1)を参照してほしい。

## ●調査協力者

インターネット調査（東日本大震災発生時に東北・関東圏に在住していた20歳以上を対象とし、最終的に１１０１名、平均年齢44.56歳）および自記入式質問紙調査（石巻市役所職員１２５１名、岩手県、宮城県、福島県、栃木県で働く地方公務員１６２８名）に回答した３９８０名（男性２５８５名、女性１２９６名、不明99名）。各調査は二〇一二年一一月から二〇一三年四月にかけて実施された。

なお、信頼性と妥当性を検討するために、インターネット調査参加者のみ２カ月の期間をあけ、再度選定された項目と併存妥当性を確認する項目に回答してもらった。

**●包括的ストレス反応尺度（Comprehensive Stress Response Inventory：CSI）**

災害時特殊ストレス反応と一般ストレス反応の双方を測定することを目的とし、既存のＰＴＳＤを測定する尺度とストレス反応を測定する尺度を参考に項目を収集した。類似した項目をまとめ、重複した項目を削除した。その後、一般ストレス反応を測定する項目においては、出来事に対する反応という点を明確にするために「以前よりも」という文言を追加した。災害時特殊ストレス反応を測定する項目は、災害時だけではなく、日常的に生じる可能性の高い項目（「寝つきが悪い」「ものごとに集中できない」など）を削除し、侵入的に記憶が想起されることを強調した項目（「考えるつもりはないのに、そのことがいきなり頭に浮かんでくる」）および自ら記憶にアクセスできないことを強調した項目（「そのことの重要な部分をうまく思い出せない」）を追加した。このようにして、災害時特殊ストレス反応８項目、一般ストレス反応21項目の計29項目を設定し、ＣＳＩ原版として使用した。一般ストレス反応については、最近30日間の状態について、項目ごとに４件法（「１．全くあてはまらない」～「４．非常によくあてはまる」）で回答を求めた。災害時特殊ストレス反応に関しては、東日本大震災を想定し、項目ごとに4件法（「1．全くあてはまらない」～「4．非常によくあてはまる」）で回答を求めた。

一般ストレス反応に関して、併存妥当性を検証するために、心理的ストレス反応尺度（SRS－18：鈴木他[2]）、Public Health Research Foundation ストレスチェックリスト・ショートフォーム（PHRF－SCL（SF）：今津他[3]）を使用した。また、災害時特殊ストレス反応に関して、併存妥当性を検証するために、改訂版出来事インパクト尺度（IES－R：Asukai et al.[4]）を使用した。

## ●因子分析

CSI原案29項目について、最尤法・プロマックス回転による因子分析の結果、いくつかの手続きを経たのち、最終的に25項目、4因子を採択した。第1因子は「災害時特殊ストレス症状」、第2因子は「不安・緊張」、第3因子は「不機嫌・怒り」、第4因子は「自律神経症状」と命名された。

この研究の目的は、災害時特殊ストレス反応と一般ストレス反応を同時に測定できる包括的ストレス尺度の作成であった。因子分析の結果から災害時特殊ストレス反応を測定している第1因子と、日常的にも生じるストレス反応を測定している第2因子、第3因子、第4因子という4因子構造が妥当であることが示された。

## ●信頼性・妥当性

インターネット調査サンプルのうち、対応のとれた857名を対象に2カ月の期間をあけた再検査

**表1　各尺度における相関分析結果**

| | SRS | | | | PHRF-SC（SF） | | IES-R | | | |
|---|---|---|---|---|---|---|---|---|---|---|
| | SRS合計 | 抑うつ・不安 | 不機嫌・怒り | 無気力 | 疲労・身体反応 | 自律神経症状 | IES-R合計 | 再体験・侵入的想起 | 回避 | 覚醒亢進 |
| CSI | .85*** | .83*** | .80*** | .79*** | .55*** | .63*** | .77*** | .75*** | .72*** | .79*** |
| 災害時特殊ストレス症状 | .73*** | .71*** | .70*** | .67*** | .48*** | .57*** | .84*** | .82*** | .81*** | .80*** |
| 不安・緊張 | .82*** | .81*** | .74*** | .77*** | .52*** | .56*** | .65*** | .62*** | .59*** | .69*** |
| 不機嫌・怒り | .77*** | .74*** | .77*** | .69*** | .47*** | .50*** | .61*** | .58*** | .55*** | .63*** |
| 自律神経症状 | .66*** | .64*** | .64*** | .62*** | .48*** | .63*** | .63*** | .60*** | .58*** | .64*** |

***$p<.001$
SRS＝心理的ストレス反応尺度
PHRF-SC（SF）＝Public health research foundationストレスチェックリスト・ショートフォーム
IES-R＝改訂出来事インパクト尺度

信頼性について検討した。1回目の測定と2回目の測定の級内相関係数（ICC）は、CSI合計で$r$＝.70：「災害時特殊ストレス症状」で$r$＝.79：「不安・緊張」で$r$＝.77：「不機嫌・怒り」で$r$＝.69：「自律神経症状」で$r$＝.70（いずれも$p$＜.001）であった。

次に併存妥当性の検討では、CSIおよびCSI下位尺度と、SRS－18、PHRF－SC（SF）、IES－Rとの相関を確認した。その結果、中程度から強い正の相関を示していた（表1）。

CSIの信頼性は、先に述べた再検査法とともに、内的一貫性も検討された。その結果、尺度全体のα係数が.90を上回り、各下位尺度においても.81を上回ったため、十分なものであるといえる。再検査による併存妥当性とともに、この結果は、CSIの信頼性を示すものであった。

## ●CSI完成版とその使用方法

一般ストレス反応尺度の因子構成は、「不安・緊張」（1、2、5、6、9、10、13、14、17項目）、「不機嫌・怒り」

（3、7、11、15項目）、「自律神経症状」（4、8、12、16項目）の3因子である（計17項目）。災害時特殊ストレス反応は、「災害時特殊ストレス症状」の1因子構成である（計8項目）。災害時においては、4因子すべてが重要であり、また、4因子合計点により評価することが重要である。また、生活ストレス反応のみを評価したい場合は、第1因子を除く3因子で評価していく。

ＣＳＩの所要時間は約3～5分程度とたいへん簡便であり、健康調査やカウンセリング場面においても適用しやすいものである。被災者支援において、仮設住宅入居者や在宅避難者に対してＣＳＩを行う際には、4因子を念頭に置いた聞き取りで調査・評価するということもできる。

## 文　献


（1）浅井継悟・森川夏乃・平泉拓・宇佐美貴章・若島孔文（二〇一三）災害時特殊ストレス反応と一般ストレス反応を測定する包括的ストレス反応尺度の開発.『東北大学大学院教育学研究科研究年報』62　二八三～三〇二頁

（2）鈴木伸一・嶋田洋徳・三浦正江・片柳弘司・右馬埜力也・坂野雄二（一九九七）新しい心理的ストレス反応尺度（ＳＲＳ－18）の開発と信頼性・妥当性の検討.『行動医学研究』4　二二～二九頁

（3）今津芳恵・村上正人・小林恵・松野俊夫・椎原康史・石原慶子・城佳子・児玉昌久（二〇〇六）Public Health Reserch Foundation　ストレスチェックリスト・ショートフォームの作成：信頼性・妥当性の検討.『心身医学』46　三〇一～三〇八頁

（4）Asukai, N., Kato, H., Kawamura, N., Kim, Y., Yamamoto, K., Kishimoto, J., Miyake, Y. & Nishizono = Maher, A.（2002）Reliability and validity of the Japanese－language version of the impact of event scale－revised（IES-RJ）: Four studies of different traumatic events. *The Journal of Nervous and Mental Disease, 190*, 175-182.

## ■包括的ストレス反応尺度（CSI）

### ●一般ストレス反応を測定する項目

それぞれの項目を読み、最近30日の間では、それ以前と比べてどの程度感じるか、あてはまる欄に○をつけてください。

| | | 全くあてはまらない | いく分あてはまる | かなりあてはまる | 非常によくあてはまる |
|---|---|---|---|---|---|
| 1. | 以前よりも、不安になる | 1 | 2 | 3 | 4 |
| 2. | 以前よりも、悲しいと感じる | 1 | 2 | 3 | 4 |
| 3. | 以前よりも、不機嫌になる | 1 | 2 | 3 | 4 |
| 4. | 以前よりも、めまいがする | 1 | 2 | 3 | 4 |
| 5. | 以前よりも、さみしく感じる | 1 | 2 | 3 | 4 |
| 6. | 以前よりも、気持ちが沈んでいる | 1 | 2 | 3 | 4 |
| 7. | 以前よりも、いらいらする | 1 | 2 | 3 | 4 |
| 8. | 以前よりも、頭痛がする | 1 | 2 | 3 | 4 |
| 9. | 以前よりも、びくびくしている | 1 | 2 | 3 | 4 |
| 10. | 以前よりも、焦っている | 1 | 2 | 3 | 4 |
| 11. | 以前よりも、不愉快な気分になる | 1 | 2 | 3 | 4 |
| 12. | 以前よりも、お腹が痛くなる | 1 | 2 | 3 | 4 |
| 13. | 以前よりも、自分のことが嫌になる | 1 | 2 | 3 | 4 |
| 14. | 以前よりも、考えがまとまらない | 1 | 2 | 3 | 4 |
| 15. | 以前よりも、怒りを感じる | 1 | 2 | 3 | 4 |
| 16. | 以前よりも、動悸がする | 1 | 2 | 3 | 4 |
| 17. | 以前よりも、気が張っている | 1 | 2 | 3 | 4 |

## ●災害時特殊ストレス反応を測定する項目

以下の項目は、強いストレスを感じるような出来事にまきこまれた方に生じるものです。それぞれの項目を読み、最近30日の間、どの程度強く悩まされたか、あてはまる欄に○をつけてください。

なお、項目文章の「そのこと」とは〔　　　　　　　　〕を意味しています。

| | | 全くあてはまらない | いく分あてはまる | かなりあてはまる | 非常によくあてはまる |
|---|---|---|---|---|---|
| 1 | 考えるつもりはないのに、そのことがいきなり頭に浮かんでくる | 1 | 2 | 3 | 4 |
| 2 | そのことを思い出すものには近寄らないようにしている | 1 | 2 | 3 | 4 |
| 3 | そのことについてよくない夢をみる | 1 | 2 | 3 | 4 |
| 4 | そのことには触れないようにしている（考えない、感情を持たない、話さないなど） | 1 | 2 | 3 | 4 |
| 5 | 気がつくと、そのときに戻ったように感じたり、ふるまっている | 1 | 2 | 3 | 4 |
| 6 | そのことの重要な部分をうまく思い出せない | 1 | 2 | 3 | 4 |
| 7 | そのことを思い出すと、そのときの感情が強くこみあげてくる | 1 | 2 | 3 | 4 |
| 8 | そのことを思い出すと、身体が反応する（動悸がしたり、呼吸が苦しくなったり、汗が出るなど） | 1 | 2 | 3 | 4 |

リサーチ 2

# 震災川柳

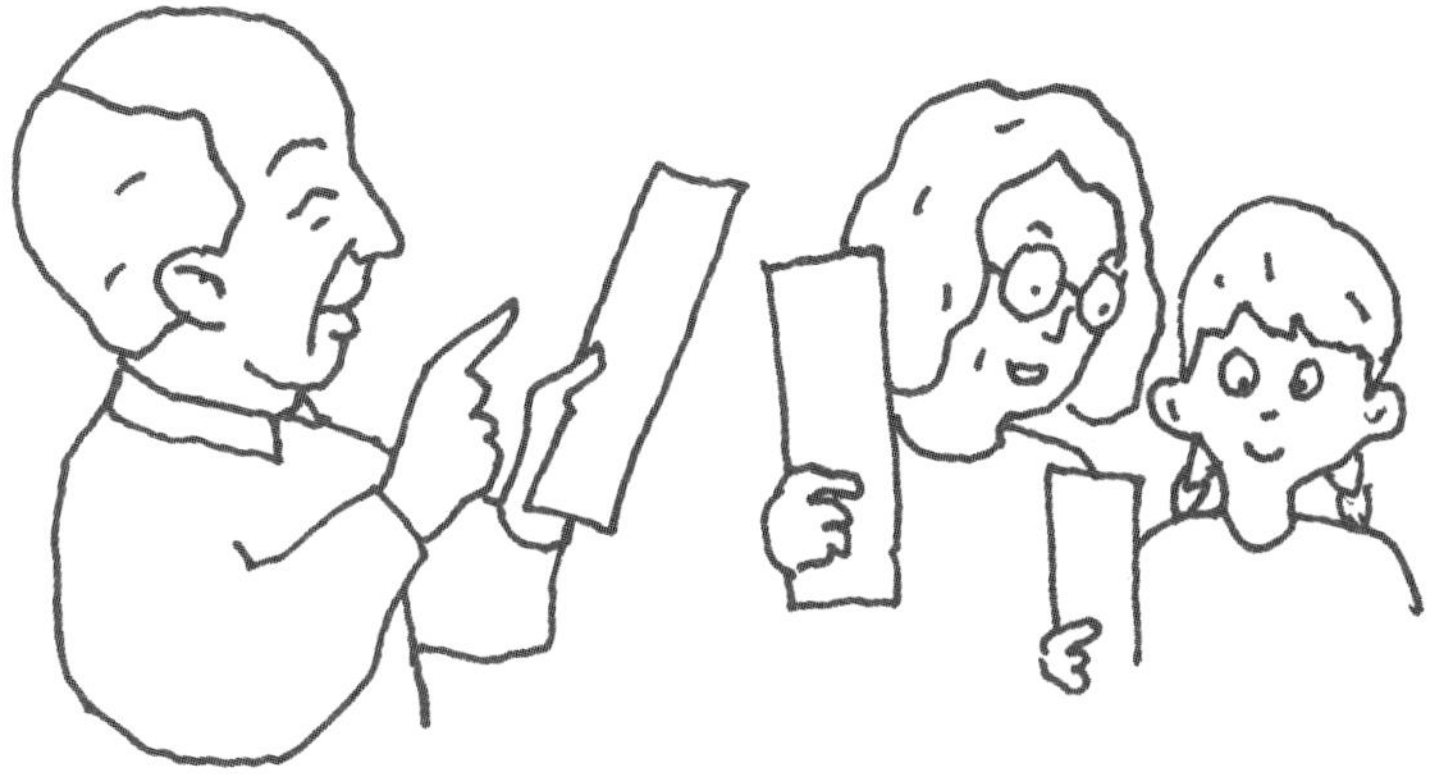

# 震災川柳の心理的効果

——松本宏明・田松花梨・高橋恵子

## 1　はじめに

心理的ダメージが社会的・集合的な形で表れる社会的ダメージが甚大な震災[1]においては、心理的回復はコミュニティの回復と相補的に生じると考えられる。その基盤としてこれまで筆者らは個人を超えて生じる家族や地域の持つ自己組織性を尊び、被災者各個人と家族・地域にまだ残っている力をもとに、被災者自らが問題を解決し、さらに展開をしようという力を応援する支援活動を進めてきた。

本稿では、宮城県南三陸町旭ヶ丘地区で行われた、「川柳を詠み発表し合う」取り組みと、その効果について検討した研究を紹介する。筆者らは、二〇一一年四月以降、被災者によって自発的に行われた「自分たちによる自分たちへの支援」（この取り組みを総称し、以下「震災川柳」と呼ぶ）としての震災川柳に着目してきた。そのうえで、特に震災時における個人とコミュニティとの自己組織性の発露に川柳が果たした役割に着目して、考察を加える。

## 2　南三陸町旭ヶ丘地区と震災川柳

宮城県南三陸町は、豊かな自然環境に恵まれている。東は太平洋に面し、タコや海苔などを特産物に日本有数の養殖漁場を持つ。一方、リアス式海岸の地形的特性から津波の影響を受けやすい。東日本大震災での津波被害も死者620名、行方不明者213名（平成27年3月31日時点）と甚大だった。川柳の取り組みが行われた旭ヶ丘地区は、約170世帯約500人が暮らす住宅地だが、壊滅的ともいえる被害を受けた志津川地区にありながら高台に位置する。津波の直撃は免れたことで家を流失した人などの避難先となり、コミュニティセンターを中心に、最大約300人の被災者を受け入れた。

震災直後、コミュニティセンターでは、地域住民や避難者により、重要事項伝達・報告と支援物資配給取りまとめの集会が1日2回行われていた。その状況を当時の行政区長S氏は、「家族・親戚・友人の安否が確認できない中での集まりは想像を絶する異常な光景」と回想している。状況を憂慮したS氏が「せめて地域だけでもと考えた結果、ひとつ笑いがあってもいいのかなと」と取り入れたのが、川柳だった。

二〇一一年四月一一日。集会でS氏が、前日までに住民や避難者に呼びかけられ集められた川柳と、S氏自身の川柳を高らかに詠みあげ、「震災川柳」は始まった。「震災川柳」が始まって以降、集会は「ようやく避難をされている方々が大声で明るく笑える場になった」「楽しい集合の時間になった」と一変したという。「震災川柳」は、二〇一一年四月から、物資配給の集会が終了する同年八月上旬まで行われた。

「震災川柳」の話を聞きつけ筆者らが初めて南三陸町を訪れたのは二〇一一年六月。ノートやチラシの裏などに書きつけられた住民の川柳をS区長は快く見せていただいたが、多忙を極め、川柳の整理もままならない状況とのことであった。そこで筆者らがまとめるお手伝いを申し出たことをきっかけに編纂に携わり、冊子『震災川柳』が二〇一二年三月に完成。約1400冊が「震災川柳」参加者および地域住民へ無料配布された。この「震災川柳」は二〇一三年八月、震災2年後の川柳約70首を加え、一般流通の形で改めて出版された(2)。

## 3　川柳の心理的な効果に関する研究

「震災川柳」は被災者や地域にどんな力をもたらしたのか。もともと川柳は、臨床心理領域では俳句などと共に詩歌療法に用いられる。ただ、自然そのものを対象に、ありのままの自然の姿を描きだす俳句と比較し、川柳は、人間そのものや人間を取り巻くさまざまな事柄を対象に、穿ち、軽み、おかしみを楽しむことにより力点が置かれる。この川柳作成の心理的効用について霜田(3)は、ユーモア磨きや自己客観視、心理的ストレス反応の軽減を挙げ、後藤(4)は、集団で川柳を詠み合う「集団活動が及ぼす影響（自信の賦活と関係性の促進）」「他者との関係による理解の促進」「ポジティブ感情の喚起」を挙げる。

ここでは、災害時の心理的支援としての川柳の有用性を特にコミュニティに着目して検討した「震災川柳」の二つの研究を紹介する。実際に川柳を詠んだ参加者が、「震災川柳」に対してどのように感じていたかをインタビュー調査により検討した調査1と、「震災川柳」による心理的効果やコミュニティに及ぼした影響の認知を質問紙調査により検討した調査2である。これらの研究は、高橋ら[5]で既に発表済みだが、「震災川柳」の実際を知る手がかりとして、改めて要約して再掲する。

## *4* 調査1――「震災川柳」参加者へのインタビュー調査

調査1では、「震災川柳」が参加者や地域にもたらした影響や役割について、参加者自身がどう感じていたのか検討した。対象者は、震災発生時から仮設住宅へ移るまで約4カ月間旭ヶ丘地区に避難していたYさん（70代女性）、Hさん（50代女性）、「震災川柳」の発案者である当時の行政区長（S区長）の3名。YさんとHさんは津波により自宅を失い、Hさんは実母を亡くしている。S区長は旭ヶ丘に自宅があり、津波による被害は受けていない。調査は二〇一一年八月上旬、「コミュニティセンター」で半構造化面接による集団インタビューの形式で行った。内容は逐語に近い形でメモがとられ、その後書き起こされた。

インタビューの内容を質問項目ごとにまとめ、「『震災川柳』の役割」に関する記述を拾い上げ、近しい内容をカテゴリとしてまとめた（表1）。さらに「震災川柳の役割」に関する内容を整理し、①感情表出、②多角的に物事を見るきっかけ、③出来事を振り返る手がかり、④他者とのコミュニケーションのきっかけ、⑤他者との感情共有、という五つのカテゴリに分類した（表2）。

表1　インタビュー概要

| インタビュアーの発話 | 対象者の発話 |
|---|---|
| 震災川柳をはじめたきっかけは？ | S区長：4月10日に「今日の一句」ということで募集を開始したんです。けど次の日は、誰も持ってこなかった。それで私が勝手に、『ぽけぽうし　桜の花も　電気待つ』とか（中略）詠んで、「こういうのどう？」と。（中略）その次の日には、もう（他の人も）書いてきてくれてたんですね。　Hさん：誰がやるのかなー？って思いました。そうしたら、区長さんから「（春香さん、）書いてきて」と言われて。被災後、お世話になっている知人の家族とも一緒に、円卓を囲んでみんなで川柳を考えました。<br>Yさん：私は最初は参加していなかったんだけど、みんながやっているのを見て「何か面白そうだなぁ～」と思って。川柳が始まって1ヵ月後位の頃から参加するようになった。　S区長：あの頃は本当に、明るくしましょう、という思いが一番だったなあ。震災前は、住民の顔も、半分も分からなかった。けど震災後は、住民の方から頭を下げてくれたりして、「お世話様」って。 |
| 川柳を詠む時にどんなことを考えていましたか？ | Hさん：初めは電気も無かったので、みんなで太陽光発電の電灯の下で集まって。暗くなると、やること無くなってね。みんなで川柳を考えたり（中略）して過ごしました。（中略）どんな言葉でどんな表現にしたらいいか、とか、「これはウケるだろう」とか、考えるのが楽しかったですね。 |
| ほかの人の川柳を聞くことについて、どのように感じましたか？ | Hさん：他の人の川柳を聞くことで、みんなも同じような気持ちなのかもしれない、と思うことができたんです。（中略）普段の生活だと、そんな（気持ちの面について）話さないしね。川柳を詠むことで、（気持ちの面の）つながりができたかもしれないですね。　Sさん：川柳を自分で作らないで、聞いているだけの人も楽しかったんじゃないかな。もちろん、コミュニティセンターに集まるのは、物資の配給が中心（目的）なんだけど、みんなで笑ったり、拍手したりね。 |
| 川柳の取り組みがなかったら、どうだったと思いますか？ | Hさん：もしかしたら津波の話題しか出なかったかもしれないですね。何か思ったことや話したいことがあっても、ストレートな表現では言えない感情もある。そこで、川柳にするためにはどんな言葉が良いか、とか言い回しとか、考えますよね。区長さんが他の皆さんに発表する、という場を想定して、どうすればウケるかとか。まぁ、生みの苦しみはありますねぇ（笑）。　Sさん：川柳的な目で見ると暗くならないね。川柳じゃなかったら、不平不満が出てたのかもしれないね。川柳のおかげで、不満が引っ込んで笑いに変わったんじゃないかな。　Hさん：（川柳が無かったら）テレビとかの取材も無かっただろうし、新しい出来事も無く、ただただ、生活に忙しいだけの毎日だったかもしれませんね。川柳を考えるために、何かネタ探しの視点でいろいろ考えたりするのがいい。（中略）もちろん、明るくなれなかった時もある。ただ、川柳で個人的な暗いことは書けなかったですね。　Yさん：川柳を考えるには、一つの出来事でも、前から見たり後ろから見たり、ってするでしょ？川柳だけじゃなくて、いろいろなことを、いろいろな方向から見られるようになった、と思う。（中略）川柳でも何でも良いと思うけど、その日あったことや感じたことを書き留めておかないと忘れちゃうんだよね。だから、何かの形で書き残すことは大切だと思う。　Hさん：振り返って、水が出た時とか、電気が点いた時とか、いろんな出来事と川柳がくっついて思い出されますね。 |

表2　「震災川柳」の役割

| カテゴリー | 内容 |
|---|---|
| ①感情表出 | ・ストレートな言葉では言えない感情を、川柳にのせて表出する。<br>・川柳を聞いて、みんなで笑う。 |
| ②多角的に物事を見るきっかけ | ・ネタ探しの視点で日常を過ごす。<br>・一つの出来事をあらゆる角度から捉え直す。 |
| ③出来事を振り返る手がかり | ・時間を置いてから詠まれた川柳を見ることにより、その時の出来事や感情を思い出す。<br>・日々の記録、日記的役割。 |
| ④他者とのコミュニケーションのきっかけ | ・家族や周囲の人と一緒に川柳を考える。<br>・川柳を通して知り合いになる。 |
| ⑤他者との感情共有 | ・みんなも同じような気持ちなのかもしれないと感じることができる。 |

●調査1のまとめ

このうち、①感情表出、②多角的に物事を見るきっかけ、③出来事を振り返る手がかり、という三つのカテゴリは、詠み手そのものに及ぼす影響である。一方、④他者とのコミュニケーションのきっかけ、⑤他者との感情共有、という二つのカテゴリは、他者との関係についての役割を担う。つまり川柳は、「個人で詠むことの効用」と「集団場面における効用」という、川柳自体のもともとの特徴が活かされる形で活用されていた。

また、①感情表出、⑤他者との感情共有は、どちらかといえば詠み手への直接的影響であり、一方、残りの②多角的に物事を見るきっかけ、③出来事を振り返る手がかり、④他者とのコミュニケーションのきっかけは、その後の行動への「きっかけ」や「手がかり」といった役割を果たすカテゴリである。つまり、川柳そのものが癒しや笑いを生む「直接的役割」と、その後の自己理解や振り返り、他者とのコミュニケーションの「きっかけ」や「手がかり」としての「間接的役割」という二つの側面から捉えられた。

## 5 調査2 ――「震災川柳」による心理的効果に関する質問紙調査

「震災川柳」の心理的効果の認知とコミュニティに及ぼした影響の認知との関連についての検討を目的に、調査2を行った。対象者は旭ヶ丘地区住民など冊子『震災川柳』を受け取った600名。二〇一二年二月～三月に自記式の質問紙を郵送により回収し、99名から回答を得た（回収率16・5％）。こ

表3　回答者の属性（$n$=33）

| 家屋被災状況 | 人数 | 人身被災状況 | 人数 |
|---|---|---|---|
| 家屋が被災した | 5 | 近しい親族で亡くなった方がいる | 25 |
| 家屋は被災していない | 27 | 近しい親族で亡くなった方がいない | 7 |
| 不明（無記入） | 1 | 不明（無記入） | 1 |
| **回答者の現在の住まい** | | **旭ヶ丘地区との関わり** | |
| 南三陸町内の自宅 | 31 | 震災前から旭ヶ丘に住んでいる | 27 |
| 仮設住宅 | 0 | 震災後、旭ヶ丘に避難してきた | 1 |
| 親戚もしくは知人宅 | 0 | 震災後、ボランティアなどで旭ヶ丘にくることがあった | 0 |
| その他 | 1 | これまで関わりはなかった | 0 |
| 不明（無記入） | 1 | その他 | 4 |
| **参加形態** | | 不明（無記入） | 1 |
| 自分が詠んだ川柳を、投稿したことがある（投稿参加） | 9 | | |
| 区長が読みあげた川柳を、聞いたことがある（傍聴参加） | 24 | | |

のうち投稿参加者と傍聴参加者の33名（男性6名、女性26名、不明1名）を分析対象とした。平均年齢は56.55歳（SD＝15.43）。質問紙は以下の項目から構成した。

（1）回答者の属性に関する項目：年齢、性別、津波による家屋の被災状況、亡くなった親族の有無、旭ヶ丘地区との関係、現在の住居、「震災川柳」の参加形態について回答を求めた。

（2）「震災川柳」がコミュニティに及ぼした影響について尋ねる項目：①家族や周りの人の中で「震災川柳」が話題となったことがあった、②川柳を他の人と一緒に考えることがあった、③「震災川柳」を通して新しくできたつながりがあった、④「震災川柳」の取り組みに抵抗感があった、⑤「震災川柳」によって地域が活性化したように感じる、という5項目について、「とてもあった」から「まったくなかった」の4件法で回答を求めた。

**●震災川柳がコミュニティに及ぼした影響の認知について**

参加形態と「震災川柳」がコミュニティに及ぼした影響の認知との関連についてフィッシャーの直接確率検定（片側検定）を行った結果、参加形態と「②川柳を他の人と一緒に考えることがあった」に有意な関連が示され（$p = .01$）、参加形態と「③「震災川柳」を通して新しくできたつながりがあった」との関連が有意傾向であった（$p = .07$）。②、③についての残差分析では、②に関して、投稿参加者において「影響あり」と回答した人、また、傍聴参加者において「影響なし」と回答した人がそれぞれ5%水準で多かった。③についての残差分析では有意な偏りはみられなかった。また②、③以外の項目では有意な関連は認められなかった。

参加形態とコミュニティに及ぼした影響の認知①～⑤に関するクロス集計表を表4-1から表4-5に示す。

**●調査2のまとめ**

「震災川柳」がコミュニティに及ぼした影響の認知に関する項目①～⑤のうち、②以外の項目は参加形態にかかわらず肯定的に捉える回答が7割を超えていた。つまり「震災川柳」は、参加形態にかかわらずコミュニティに影響を及ぼしている可能性が示唆された。また、参加形態との関連としては、投稿参加群では、「川柳を家族や友人と一緒に考える人」が、傍聴参加群よりも有意に多く、「震災川柳」

表4−1　参加形態と①「川柳が話題になる」のクロス表（人数）

| | 影響あり | 影響なし | 合計 |
|---|---|---|---|
| 投稿 | 9 | 0 | 9 |
| 傍聴 | 18 | 4 | 22 |
| 合計 | 27 | 4 | 31 |

表4−2　参加形態と②「他者と一緒に考える」のクロス表

| | 影響あり | 影響なし | 合計 |
|---|---|---|---|
| 投稿 | 8* | 1 | 9 |
| 傍聴 | 8 | 13* | 21 |
| 合計 | 16 | 14 | 30 |

$^{*}p < .05$

表4−3　参加形態と③「新しくできたつながり」のクロス表（人数）

| | 影響あり | 影響なし | 合計 |
|---|---|---|---|
| 投稿 | 7 | 2 | 9 |
| 傍聴 | 9 | 13 | 22 |
| 合計 | 16 | 15 | 31 |

表4−4　参加形態と④「『震災川柳』への抵抗感」のクロス表（人数）

| | 影響あり | 影響なし | 合計 |
|---|---|---|---|
| 投稿 | 1 | 8 | 9 |
| 傍聴 | 2 | 19 | 21 |
| 合計 | 3 | 27 | 30 |

表4−5　参加形態と⑤「地域の活性化」のクロス表（人数）

| | 影響あり | 影響なし | 合計 |
|---|---|---|---|
| 投稿 | 8 | 1 | 9 |
| 傍聴 | 17 | 4 | 21 |
| 合計 | 25 | 5 | 30 |

を通したつながりが新たにできた人も、傍聴参加群よりも多い傾向がみられた。

つまり投稿参加群は、傍聴参加群と比較して、自らの川柳の投稿に加えて、川柳を周囲の人と一緒に考えたり、時には新たなつながりをつくるといった形でコミュニティとの関係を構築していたと考えられる。「震災川柳」の影響は、『発表される場』にとどまらず、日常場面にも拡大し、被災生活という苦しい状況で他の人と共に語り合うきっかけとして機能していたことがうかがわれる。

調査1では川柳の役割が、参加者へのインタビュー調査から、五つの観点から捉えられ、個人内／個人間、直接／間接的効用といった視点から整理された。また、調査2では、川柳に対し、投稿参加・傍聴参加ともにポジティブな効果を実感していた一方、気持ちがふさぎ込んでいなかったのは、むしろ傍聴参加者のほうであった。すなわち、川柳を詠むことに抵抗のある人は川柳の作成を強制されず、聞き手としての参加でも、ポジティブな効果を得られることが示唆された。

川柳は、関東大震災においても詠まれるなど、これまでも災害時に気持ちを吐露する媒介として活用されてきた。ただ、川柳に限らず俳句や短歌も、心理的癒しの力を持つ。それでは、特に「震災川柳」の意義はどう捉えることができるのか。次節では、個人とコミュニティ両側面に着目する家族療法のコミュニケーション理論から読み解いてみよう。

## *6* 震災川柳の意義とは

### ●川柳というコミュニケーションの拘束

コミュニケーションを「人の行動に制限という形で影響を与える」と捉える観点[6]からは、川柳もまた、制限という形で影響を与えるコミュニケーション・パターンである。特に日本語は特徴として、音節ではなく、等間隔の拍節で区切られる。つまり日本語母語者にとって、川柳における5・7・5の拍節リズムへの拘束は、自らが基盤としてきた日本語の生《なま》の力を改めて実感するいわば土台となったと考えられる。また、自身が川柳を詠む経験がなくともサラリーマン川柳や新聞投稿欄などを通じて川柳に触れてきた人にとっては、川柳という既存のコミュニケーションの型（パターン）が、表現や表出の手がかりとなったと考えられる。加えて「震災川柳」の場合、発表が前提となるため、詠み手が自然と聞き手の存在を意識し、取り出した考えや感情を多角的に眺め得る手がかりでもあった。

また、コミュニケーション理論では、沈黙や語られないものも含め、すべての行動がコミュニケーションと捉えられる。(6) つまり川柳でも、何が詠まれたかだけではなく、何が省略されているかが重要となる。そして、日本語の場合、もともと主語が省略されやすい。17文字という制約を有する川柳の場合、結果的に私やあなたといった、一人称／二人称の主語は、句中でほとんど用いられていない。「震災川柳」において主語が省略される利点は、現実や思いが本人に帰属されずに共有される形で表現しやすくなることと考えられる。この効果は、家族療法などで用いられる「外在化」と対応する。外在化では、自分自身ではなく問題が主語となる。その語りが、問題をクライエント自身から切り離し、問題に対する新しい関係性を同定し、発展する手助けとなる。(7) 実際「震災川柳」の場合も、震災や津波、また美しい自然などは、頻繁に主語として用いられている。

川柳における、この主語の構造的な必要なさは、「がれき道　ぼくは生きてる　がんばるぞ」のような希少な「ぼくは」という主語のある川柳でも生きている。この川柳が共感を呼ぶのは、「生きてる」「がんばるぞ」という力強い述語の力に引き付けられ、聞き手が自然に自分自身を「ぼくは」という主語に重ね合わせ共感し得るからと考えられるが、聞き手の感情移入を可能にする背景としては、必ずしも特定の個人としての主語を必要としない川柳の構造があると考えられるからである。

上の川柳が示すように、被災1カ月後、急性期における「震災川柳」は、震災を受け止めるだけではなく、自ら能動的に関わる方法として機能していた。南野は、(8) 川柳と俳句との違いを仮説的に比較し（表5）、「受け止める俳句、掴みにゆく川柳」と対比している。それは行動療法的な観点からは「エクスポージャー的、嫌悪刺激への接近」(9) とも捉えられる。

短歌や俳句など、それぞれの表現型は、傷ついたこころを癒す効果もまた、それぞれに持つだろう。

表5　川柳と俳句の違い(8)

| | 川柳 | 俳句 |
|---|---|---|
| ベクトルの向き | こちらからあちらに掴みに行く方法 | あちらからこちらに来るものを受け止める方向 |
| 立ち位置 | 前にあったものからの独立 | 後ろに続くであろうものからの独立 |
| 詠み手（聞き手）との関係 | 句の外で作り手と共有されたものへ遡ることで共感が得られることが、詠み手のモチベーションに | 完結後の余白（詠み手に委ねすぎている？） |

一方で、急性期において怒りや笑いといった感情表現を容易にし、震災と一定の心理的距離をとりつつも、積極的に立ち向かう能動的な姿勢を引き出す手がかりとなったこと、そこには川柳独自の機能を見出し得るのではないだろうか。

### ●川柳が生成する詠み手と聞き手との相互的な場所

「震災川柳」がコミュニティで受け入れられた基盤として、調査2で示された聞き手としての場所の重要性も指摘したい。場所として、「震災川柳」では「支援物資配布のための集会」が活用された。つまり集会の参加者は、川柳の作成を強制されずに、聞き手として自然に参加し得る状況があった。この集会は、S区長の川柳を読む節回しや笑いや拍手、口ずさみなども相まって、聞き手にとっても、自分が表出できずにいる思いを代わりに発してくれる場所となったと考えられる。

このような場所が活用し得た背景には、先に指摘した省略的なコミュニケーションとしての川柳の特徴が大きいと考えられる。川柳には、言葉にならない省略や余白のなかに、地域コミュニティで共有していた自然や人のつながり、さらにその喪失としての震災への無念さや怒りすらも込めることができる。つまり聞き手にとっても、自分のつらさを改めて言語化しなくても他者と共有し得る場所であったと考えられる。このように場所としての集会が活用され、聞き手にとっても大きな力となったのは、「句の外で作り手と共有されたものへ遡ることで共感が得られることが、読み手のモチベーション」と南野[8]が指摘するように、俳句と対比しても、より川柳ならではの力かもしれない。

「震災川柳」は、聞き手の反応が詠み手の新たな川柳の創作意欲につながり、また、発表者はS区長であるため、詠み手も自らの川柳の聞き手となる。この双方向性の中で「困ってます　救援物資で　嫁が欲しい」への「これだけは　むりだと思う　しえんよめ」といった返句も生まれた。このような川柳の役割は、人生物語（ストーリー）の書き換えに焦点を当てるナラティヴセラピーの枠内よりも、むしろ日本的な説話文化に引き付けて捉えたほうがより妥当と思われる。「私」を主語とする西欧的な自己物語では、登場人物と語り手という二重の「私」は結末で折り合う。そのための「足場」として、語り手の位置は聞き手と明確に区別される必要がある。ただ、語り手と聞き手との構造的な分離は、「私」以外の主体の参入可能性や、物語における矛盾の排除とも表裏一体である。一方で日本的な説話や民話の場合、作者としての主体が不明確なまま、語り手と聞き手とが交替しつつ地域コミュニティで語り継がれてきた。語り手と聞き手とが分離しない川柳も、説話に近い特徴を持つと考えられる。

ところで、東北が生んだ説話文学の金字塔、『遠野物語』には、明治三陸津波に関する説話も収められている。今回の「震災川柳」でも、コミュニティの維持存続に機能してきた伝承や説話の力は健在であり、さらにはテレビなどマスメディアを場所とした紹介や拡がりもあった。これらマスメディアの力も地域での「震災川柳」の取り組みが活性化する、という良循環の構成に結びついたと考えられる。ただ、場所としてマスメディアを捉えると、送り手と受け手は分離している。一方、川柳は、語り手と聞き手とが相互交換性を保ちつつ結びついている。つまり、マス的メディアとしてのテレビなどを巻き込み、さらに取り組みの活性化に結びついたり、2年後の『震災川柳』再出版が可能となった背景にも、川柳そのもののメディア性が不可欠な役割を果たしていたと考えられる。

このように「震災川柳」が果たした語り手と聞き手との相補性をもたらす場所づくりの援助として、たとえば役割としての聞き手の自然な参入に支援の力点を置くグループワーク「リフレクティング・ドラマ」[10]が挙げられる。また、機能的には、災害後の心理的支援プログラムであるサイコロジカル・ファーストエイド[11]（Psychological First Aid：ＰＦＡ）での、家族・友人など身近にいて支えてくれる人や、地域の援助機関との関わりを促進する援助とも重なり合うと考えられる。

## ●川柳が受け入れる矛盾と笑い

川柳における重要な要素としての笑いも、場所の観点から捉えられる。「震災川柳」で旭ヶ丘地区を取材した記者は、「こんなに（被災者の）笑い声を聞いたことがなかった」と感想を漏らし、参加者Ｈさんは「（悲惨な状況の中で笑いが生じることを）全然おかしいとか不謹慎だとは思わなかった」と述べた。川柳を詠む際には、参加者のＹさんやＨさんが語ったように「クスっと笑ってもらうにはどういう表現がいいか、同じ出来事でもあっちからこっちから眺めてみる」ことが必要となる。たとえば［流された　家よりも惜しい　味噌のたる］の句のように、震災のつらい側面ではなく、日常の中に存在する「ちょっとした出来事」を題材として取り上げ、ユーモアを交えて詠む視点は、解決志向アプローチ（Solution-Focused Approach：ＳＦＡ）における問題が起きていないこと、つまり「例外」への着目と重なり合う。

また、「震災川柳」の笑いは、矛盾を矛盾として受け入れる笑いでもあった。ユーモアについての数少ない合意であるユーモアの不調和理論によると、笑い（ユーモア）は、矛盾した出来事の関係に気づいたときに生まれるとされる(12)。一瞬にして築き上げてきた生活や愛する人を失わせた震災を究極の矛盾と呼ばずして何と形容しえようか。語りにはしようもない矛盾に対し、「震災川柳」は、矛盾を矛盾のまま表現し得る構造的な場所たり得たことが、結果的に笑いを生み、「戦うユーモア(8)」たり得たと考えられる。

なぜ川柳だと矛盾が矛盾のままでいられるのか。その手がかりを、ブリーフセラピーの思想とも重なる西田幾多郎の哲学に求めてみよう。生田(13)によると、西田の「場所の哲学」の特徴とは、主語ではなく述語が重視されることにある。すなわち、主語の拘束がもたらす一貫性よりも、「述語する」つまり、行為や動きにより生じる矛盾を許容する「場所」こそが、本質と捉えられる。この「場所の哲学」からみると、「震災川柳」の意義とは、主語としての「私」が個人で矛盾を抱え込むのではなく、詠み手と聞き手とが互いに「述語しあう」、すなわち「無私」たりうる「場所」として機能したことにあると考えられる。つまり、「震災川柳」とは、誰がどんな川柳を詠んだか、というよりも、むしろ川柳を通して、互いが笑いあったり気持ちを吐き出したりするひとつの「場所」であった。それが、矛盾は矛盾のままで受け入れる手がかりとなったのではないだろうか。

## 7　おわりに

改めて「震災川柳」をみると、200以上集まった川柳のうち、明確に笑いやユーモアを含む川柳は、実は3割にも満たない。多くの被災者の支持を得た［大津波　みんな流して　ばかやろう］しかり。仮に川柳が笑いのみを焦点化する媒介ならば、果たして「震災川柳」はここまでの拡がりを見せただろうか。被災者に当然生じ得る解決努力としての「頑張ろう」「弱音を吐かない」「自分の気持ちを出さない」は、ときに切ない悪循環を生む。それに代えて矛盾が矛盾のままでいい、と捉える場所としての川柳は、ストレートな感情表出、ちょっとした出来事、ユーモアや笑い、これらすべてをその人やコミュニティがもともと持つ自然な力と捉えたうえで、すべてをまるごと受け入れ肯定する。

矛盾も受け入れるこの場所としての枠組みと、Sさんはじめ、旭ヶ丘に集まった人々のつながりがつくった「震災川柳」。震災から3年後の二〇一四年三月には、「川柳でできた人のつながりが、被災の程度や置かれた状況を超えて続いている」と仮設商店街の食堂で、Sさん夫妻は話してくださった。日本文化に根差しつつ、被災者自身がコミュニティの力を活かして自ら始めた自分たちのための支援である「震災川柳」は、災害後成長（Posttraumatic Growth）の考え方とも重なりつつ、今後も被災者同士、そして私たちの間に響き合い、そして結びつけ続けることだろう。

**注**　本研究の一部は、日本臨床心理士養成大学院協議会とＰＴＧ活動基金の助成を得て行われたものである。

文献

(1) 山下祐介（二〇一三）『東北発の震災論：周辺から広域システムを考える』ちくま新書
(2) 南三陸「震災川柳」を出版する会（二〇一三）『震災川柳』ＪＤＣ出版
(3) 霜田敏子（二〇〇九）川柳作成による看護実習生の心理的ストレス反応の軽減．『埼玉医科大学短期大学紀要』20　四七～五六頁
(4) 後藤龍太（二〇〇八）川柳が持つ心理的効用：大学生を対象とした基礎的研究．『年報いわみざわ』30　七三～八四頁
(5) 高橋恵子・田松花梨・松本宏明・鮎川順之介・今泉紀栄・三道なぎさ・柳生奈緒・栗田裕生・長谷川啓三・若島孔文（二〇一二）被災地において川柳が果たす役割とは：川柳がみつけた被災地の笑い．『笑い学研究』19　三～一七頁
(6) 若島孔文・長谷川啓三（二〇〇〇）『よくわかる！短期療法ガイドブック』金剛出版
(7) White, M. & Epston, D.（1990）*Narrative means to therapeutic ends*. New York: Norton.［M．ホワイト・D．エプストン／小森康永（訳）（一九九二）『物語としての家族』金剛出版］
(8) 南野耕平（二〇一〇）『川柳という方法：インターネットであんな川柳こんな川柳』本の泉社
(9) 長谷川啓三（二〇一二）震災渦中にも見られた戦うユーモア（T-Humor）．『日本笑い学会新聞』第１０５号
(10) 石井宏祐・松本宏明（二〇〇五）語り手役割と聞き手役割とを明確に分けるリフレクティング・ドラマ：参加抵抗の低減と差異の産出を目指すグループワークの試み．日本心理臨床学会第24回大会　口頭発表
(11) サイコロジカル・ファーストエイド実施の手引き　第2版　http://www.j-hits.org/psychological/pdf/pfa_text.pdf#zoom＝100
(12) 大島希巳江（二〇〇六）『日本の笑いと世界のユーモア：異文化コミュニケーションの観点から』世界思想社

(13) 生田邦弘(二〇〇四)西田幾多郎の哲学.若島孔文(編著)『脱学習のブリーフセラピー:構成主義に基づく心理療法の理論と実践』金子書房

リサーチ 3

# ソリューション・バンク

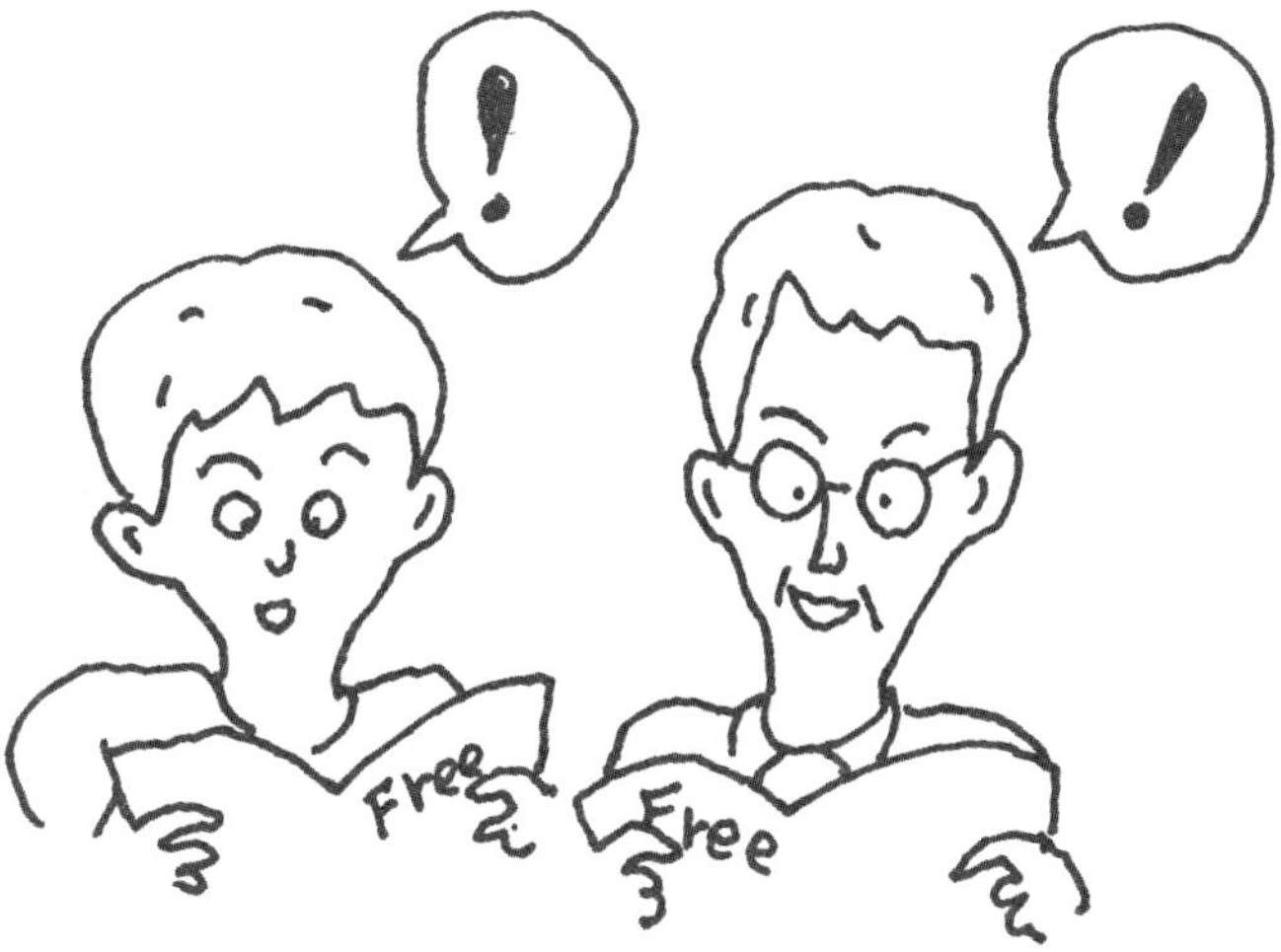

# 仮設住宅でのニュースレターの活用

——板倉憲政・平泉　拓・佐藤実沙・栗田康史・牧田理沙・小泉達士

## 1　はじめに

東日本大震災以降、東日本大震災ＰＴＧ（Posttraumatic Growth）心理社会支援機構の仮設支援グループでは、仙台市太白区長町にある仮設住宅と仙台市宮城野区扇町にある仮設住宅でささやかな支援を行っている[(1)(2)(3)]。住民の協力のもと簡易カウンセリングルームを設置しているが、実際には来談者は多くないため、従来のカウンセリングのスタイルとは異なった支援活動を展開している。すなわち、住民から聞き取った内容が掲載されたニュースレターを配布し、ニュースレターを活用して訪問支援を行うことである。本稿では、私たちの活動の重要なツールの一つであるニュースレターに着目し、ニュースレターを用いた支援がどのように展開されたか、また、ニュースレターはどのような内容であったかを実践と調査の視点から述べ、ニュースレターを用いた仮設住宅での心理支援の方法とその重要性を報告する。

## 2 仮設住宅での問題と支援上の課題

仮設住宅では、震災以前から隣近所に住んでいた人々、避難所で知り合った人々、遠くの居住地から移住してきた人々、被災状況や生活スタイルが違う人々など、さまざまな住民が集まって生活している。いわば社会の縮図であり、震災の影響に因らずとも経済的格差、高齢者問題（特に孤独死）、精神疾患など現代社会のあらゆる問題が起こる可能性がある。「元来から社会にあった問題と震災後に生じた格差が入り交じった状態である」という指摘[3]は仮設住宅の現状を端的に言い表しているのではないだろうか。

仮設住宅で生じる問題は、阪神・淡路大震災後のメディア報道によって孤独死、アルコール依存症や不眠症、不慣れな環境やコミュニティ形成の過程で生まれる対人トラブルがあることが知られるようになった。今回の東日本大震災ではその予防策として、行政、住民、ボランティアがさまざまな対策を講じている（自治会の組織化、見守り支援員の配置、各種イベントの実施など）。他方で、このような問題の側面に焦点を当てた報道では、「仮設住宅は数々の問題が噴出、潜在しているハイリスクな場所である」「問題を取り除くこころのケアが必要である」という印象を人々に与える結果にもなった。

私たちが現地で支援している中では表1に挙げた四つの問題に対応することが多いが、これらは仮設住宅の一側面を照らしているにすぎない。実際には人々の活き活きとした側面が多く存在する。

このような問題が一般的に知られると、支援者は使命感に駆られ、仮設支援に入ることで被災者の

表1　仮設住宅で対応することが多い問題

| | 問題 | 例 |
|---|---|---|
| 1 | 個人の健康や家庭内の問題 | 既有の症状の悪化、孤独死、不眠、アルコール、家庭内暴力（DV）等 |
| 2 | 人間関係のトラブル | 隣人トラブル、自治会やコミュニティの設立・維持の問題等 |
| 3 | 快適でない生活環境 | 生活状況の変化、部屋の狭さ、交通面の問題等 |
| 4 | 将来への見込みのなさや経済的な問題 | 失職と生活基盤の不安定さ、原発問題が終息しないこと、復興公営住宅の当選漏れ等 |

役に立ちたいと思うことになる。これは職業的あるいは人間的な反応であり自然なことであるが、この思いが住民の状況や思いに先行してしまうと、支援者が特定の住民を「こころのケア」や周囲との交流が必要な「問題のある人」としてレッテルを貼り、住民の意向を尊重せずに何度も居宅を訪問するなどの行動になってしまう。その結果、コミュニケーションに齟齬が生じ、支援疲れや「こころのケア」への抵抗感や嫌悪感が生まれることになる。このように、精神医学や臨床心理学の専門性を一方的に高く掲げる支援は、住民に抵抗感や疲労感を抱かせ、住民が本来持っている自己組織能力を阻害し、心理支援とは逆の方向に向かってしまう恐れがある。支援で第一に念頭に置くべき点は、住民および地域の自己組織性の尊重であり、住民や地域の力を阻害することは援助行為とはいえない。あらゆる住民は問題を乗り越える力があるのであり、住民や地域の力を認め、支え、拡張することが私たちにできる支援である。

私たちは活動を行うにあたって、常に一歩立ち止まり、被災者のニーズを声として把握し、住民の持つ自己組織能力を十分に活かした心理支援を展開してきた。具体的なプランでは、①来談できない人々や相談にためらいがある人々を含めて、全住民に私たちの存在を広く知ってもらえること、②問題の側面だけでなく健康的な側面を取り上げる方法であること、③住民の方々から工夫や方法を教えていただきながら実施することを条件とした。その方法として、ニュースレターを活用した訪問支援を計画し、現在も継続的に行っている。

## 3 ニュースレターを活用した支援

仮設支援グループでは、前述した三つの方針に基づいて、仮設住宅の住民から聞き取った情報からニュースレターを作成し、個別訪問してニュースレターを配布している。このような媒介物を用いた支援は重要な意味がある。第一に、震災後の心理支援では「こころ」から直接に入るよりも「身体」から入るカウンセリングや、「コミュニケーションを間接化する事物」を対人間に入れることに効果が認められる。ニュースレターを媒介物として住民とコミュニケーションし、翌月のニュースレターに新たな情報を盛り込み配布する、という循環を通じて住民一人ひとりと関係を築くことができる。

第二に、内容面に関して、住民の工夫や活き活きとした側面を広く紹介し、また、心理教育を進めることができる。一例として、ある自治会長のインタビューを記載したニュースレターの表紙を図1に紹介する。自治会長へのインタビューを通して、自治会の考えるこころのケアのあり方について住民全体に理解を促すことにつながるだけでなく、私たち仮設支援グループが自治会を支える会長の思いを知り、支援ニーズに応えることができる。

第三に、ニュースレターを活用した個別訪問を通じて心理的な問題を抱える人とそうでない人とを

# 暮らしのそうだんだより

〇〇仮設住宅版　平成24年9月7日 No.14

＜発行＞
東北大学東日本大震災
PTG 支援機構
MCR 家族支援センター

## ストレスを口に出せることは前に進む一歩

―自治会長 Iさんへのインタビュー Part2―

先月の「暮らしのそうだんだより」では、〇〇仮設住宅の自治会長である I さんにインタビューを行い、主に子ども部屋の設置についてお話いただいた部分を掲載しました。第1回目では取り上げきれなかった部分が多々ありましたので、第2回目も引き続き I さんへのインタビューの様子をご紹介します。

**Q.住民のみなさんのストレスについてどのようにお考えですか？**

A．「仮設に住むこと」のストレスが少し気になっています。暖かくなってきて、外で活動する人が増えてから余計に気になっています。ストレスが現れ始めた、ということは「ストレスを口にすることが出来た」ともとれると思います。ストレスだけでなく、悲しみや苦しみもあると思いますが、出しきってしまえば声も枯れます。そのために「口に出せた」というのが第一歩だと捉えるようにしています。声が枯れ、出しきってしまえば、あとは前に進むだけなのではないかと思います。

ただ、一度出し切ったからといって終わるものでもなく、何度も繰り返すのでしょう。仮設に住んでいる人たちの背景はそれぞれ異なっていて、抱えているものが違う人達が一緒に暮らしていることにそもそもの難しさがあるのかもしれません。結局、土地ごとの悩み（県、市町村、地区のそれぞれのレベルで）は、その土地の人にしか共有できないのかもしれないですね。

完成した子ども部屋

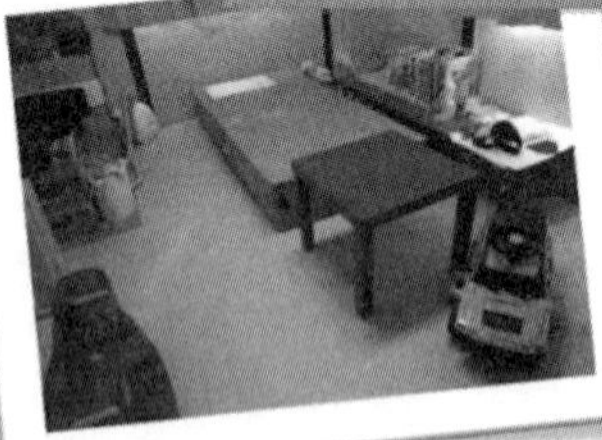

**Q.住民のみなさんの心の支援について、どのように考えていますか？**

A．住民がそれぞれの持っている「震災前」について語る際に、「震災の前は〇〇だったのに、今は…」と比べてしまうことがあります。たしかに今とは違うので仕方がないことです。でも「ああいうことがあったね、楽しかったね」と思い出すことで、純粋に楽しめるような、懐かしむような語りも聞こえるようになればいいなと考えています。

夏休みということもあり、私たちが行くたびに集会所では元気いっぱいな子どもたちに会えました。I さんも言っているように、ネガティブな話でなく、住民のみなさんの元気の秘訣をどんどん聞いていきたいと思います！！（栗田）

図1　住民から聞き取った内容を載せているニュースレター

弁別し、心理的な問題を抱えている人をフォローするためのマップ作りを進めることができる。[3] 心理的な問題を抱えている住民には、最終的にはカウンセリングや適切な専門機関につなげるための動きも進めている。

このようにニュースレターは、住民同士あるいは住民と私たちをつなぐコミュニケーションの媒介物であり、住民の主体的な取り組みを支援する（認め、背中を押す）ものであり、さらにはカウンセリングのきっかけになるものであるため、とても重要なツールとなるのである。

以下では、ニュースレターという存在が単純な紙媒体なのではなく、セラピーに通底する重要な考え方を含むものであることを述べたい。

**●ソリューション・トーク**

私たちは、仮設住民から話を聞く際、仮設住宅の問題やニーズを聞くだけでなく、ソリューション・トーク[4]を活用している。ソリューション・トークとは、日常生活の中で比較的良かった話など、問題の中での例外的な部分を聞き取る手法である。住民に「元気の秘訣はなんですか？」「特に問題がないということですが、どんなことをしたのが良かったからですか？」と聞き、住民一人ひとりの仮設住宅内での生活の知恵や工夫を聞き取っている。このように、仮設住民と話をする際にソリューション・トークを行うことは、住民を元気づけたり、会話や仮設住宅の雰囲気を明るくすることに役立っている。

ソリューション・トークを用いたニュースレターの取材では、図2で示されているようなフロー

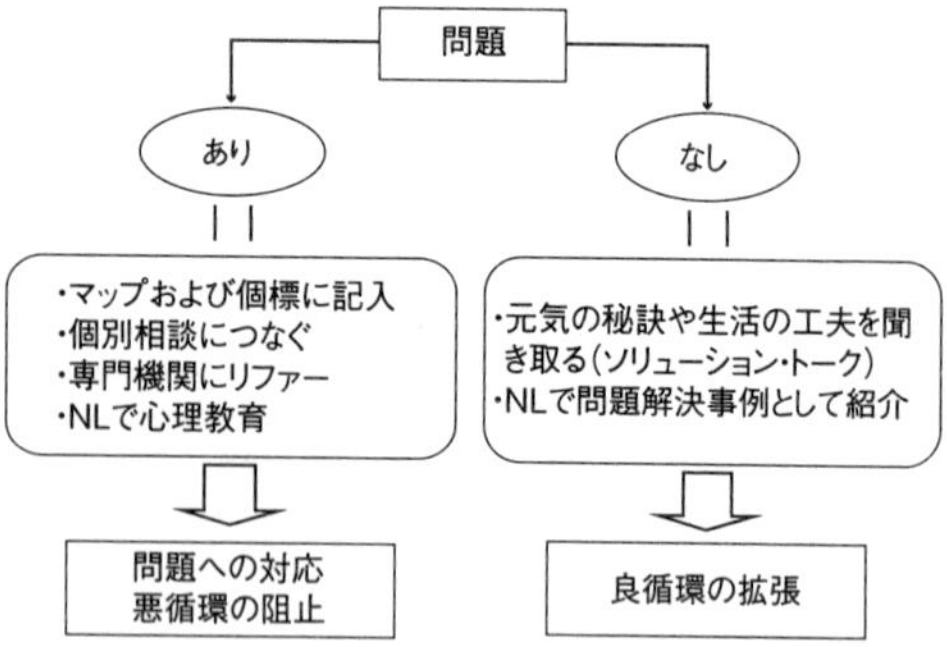


**図2　仮設住宅の「問題」と「解決」を同時に取り扱う支援の展開**

チャートに沿って、常に「問題」と「解決」の両側面に捉えている。訪問支援を通して住民の目線から問題の有無を識別し、「問題がある」場合は、マップなどにその問題を記載し、個別相談や専門機関につなげる試みを行う。さらには、住民の間で共通するような心理的な問題が存在する場合は、ニュースレターを通して心理教育を行う。「問題がない」場合は、なぜ元気でいられるのかについてその秘訣を住民から聞き、解決事例を集め、ニュースレターで紹介していく。

### ●ソリューション・バンク

ソリューション・トークを用いて住民の話を聞くと、仮設住宅に暮らす人々は震災という悲惨な体験を経て現実の中で生活するために、さまざまな問題を工夫して解決していることが理解できるようになる。このようにうまく解決した事例、小さな工夫や努力、肯定的な出来事を、仮設支援グループではソリューション・バンクと呼んでいる。

ソリューション・バンク（解決銀行）とはもともと、いじめを受ける子どもたちの問題解決のために始められた専門家による問題解決事例のデータベースである。[5] いじめ問題でマスコミから流される情報は、「いじめは深刻であり、どうすることもできず、子どもたちを自殺にさえ追い込んでしまう」

といった内容が多い。これらの情報にさらされると、いじめを受ける子どもたちは不安を強くし、子どもたちのさらなる自殺が誘発される恐れがある。そこで、長谷川[5][6]は問題事例ではなく、学校や専門家、家庭の努力によっていじめを解決した成功事例を蓄積し、社会にこれらの成功事例を提供していく活動を実験的に行った。いじめをうまく解決した事例を提示することで、いじめを受ける本人や家族・学校関係者は、明るい見通しが得られ、また具体的にどうすればよいかのヒントが得られ、いじめの問題を報道するよりもいじめ解決に向けて大いに役立っていったのである。このような取り組みは、理論的にはソリューション・フォーカスト・アプローチ[4]を背景としている。[5]また、「問題の面」だけでなく同時にみられる「健康的な面」に焦点を当てる点ではＰＴＧの概念と共通している。[6]

ＰＴＧとは、「外傷的な体験、すなわち非常に困難な人生上の危機（災害や事故、病を患うこと、大切な人や家族の死など、人生を揺るがすようなさまざまなつらい出来事）、及びそれに引き続く苦しみの中から、心理的な成長が体験されることを示しており、結果のみならずプロセス全体を示す[7]」と定義される。ＰＴＳＤ（心的外傷後ストレス障害）と略称は似ているが、さらに立体的な概念で、予想しない圧倒的な力・災害を経験した後に、そのつらい経験に初めは打ちのめされるが、次第に経験を熟考し、いわば「もがき苦しむ」という期間を経て心理的にも人格的にも大きく成長することがあるという心理的現象を指している。[8]ＰＴＧに至る過程では、外傷体験者が持っているさまざまな能力、つまり問題に対処したり乗り越えたりする力や、自己効力感、さらには人間関係の調整力、未来への期待や希望を持てるかなどが最終的には重要になってくる。[9]このような被災者のＰＴＧに至るまでの過程に焦点を当てる支援はソリューション・バンク活動と共通しているといえるだろう。

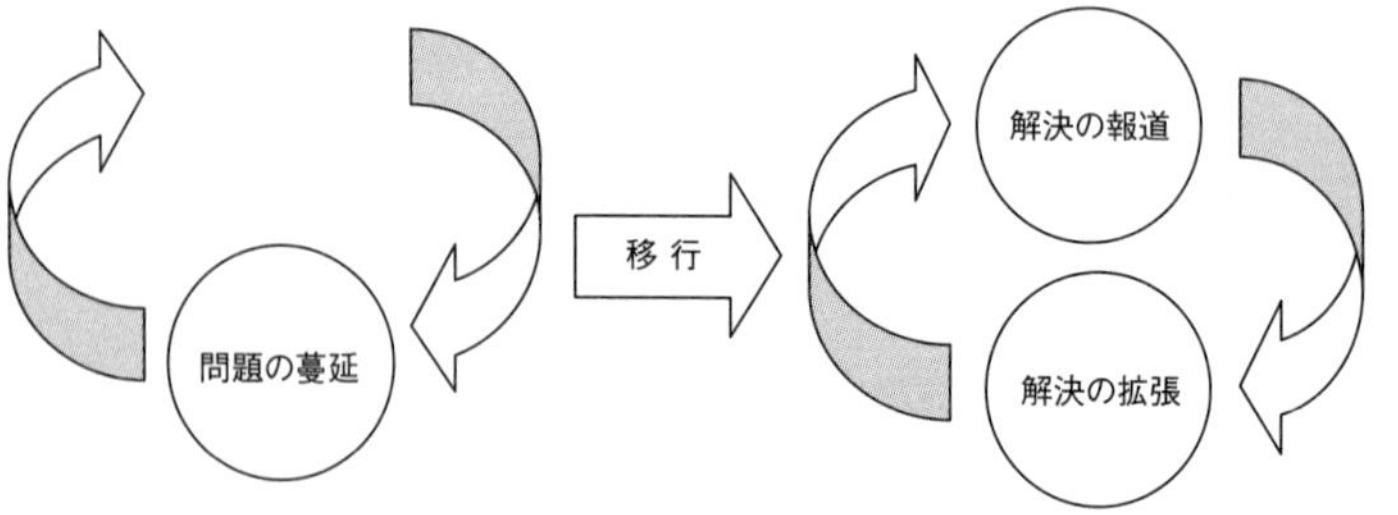


**図3　ソリューション・バンクの考え方の基礎**

ソリューション・バンクは、いじめ問題のみならず大災害を含めたさまざまな社会問題に適用され、実践されている[10]。個人を超えた上位のシステムの影響過程を重視しており、仮設住宅という一つのシステムに生じる問題にも応用することができる。例えば、多くの人々は震災から3年を経過しても復興が進んでいない点にフォーカスしていることが挙げられる。この復興の遅れという事実は確かに認められるが、このようなフォーカスによって住民の仮設住宅での生活への不安はますます大きいものになり、精神的に行き詰まってしまう恐れもある。したがって、問題の原因や問題の部分に着目するのではなく、うまくいったことや解決事例にフォーカスしていく心理支援は、図3のようにシステムの悪循環から良循環に至るきっかけになると考えている。

仮設支援グループでは、これらのソリューション・バンクの考えに基づき、ニュースレターの取材を行い、仮設内で生まれた工夫や肯定的な出来事を収集し、ニュースレターで紹介している。ニュースレターの情報は、カウンセリングには至らないが同様の悩みを抱える住民にとって役立つだけでなく、掲載された工夫をもとに他の住民が新たに工夫をするなど肯定的な影響が観察されている。記事を見た住民からは「ニュースレターを見ました」「ニュースレターを読んで私も同じように実践して

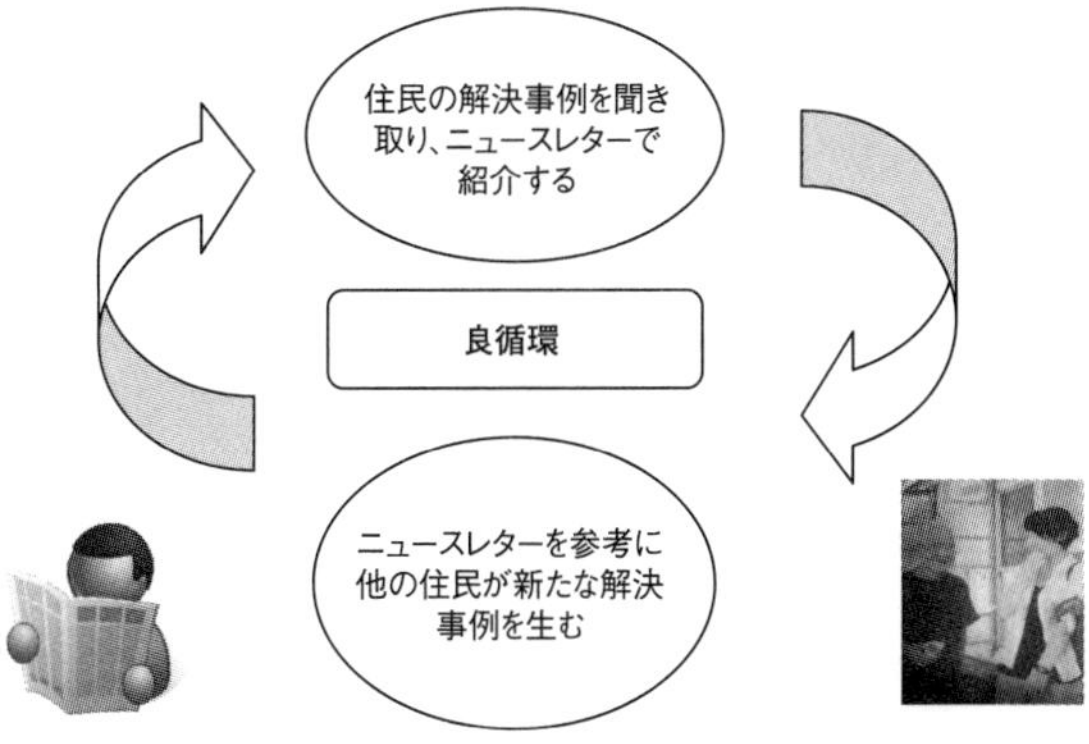


図4　ニュースレターを活用した良循環を生む支援

みました」という声を受けている。ニュースレターを通じて生まれた住民の工夫は、さらにニュースレターで取り上げて紹介していく[1][2][3]。図4に示した作業を繰り返し、仮設住宅での住民の工夫や出来事が肯定的に広がっていく過程を支援している。

## 4　ソリューション・バンクの内容

以下は、平泉ら[1]の調査報告のうち主要な部分を要約したものである。平泉らは、これまで仮設住宅の住民に聞き取り調査を行い、ニュースレターで取り上げてきた「問題にうまく対処した点」や「肯定的な出来事」の内容を検討し、その特徴を明らかにしている。この報告を紹介することで、ニュースレターを用いた支援活動が形式的なものではなく、実質的なものであることが理解できるだろう。

　調査時期は、二〇一一年八月から二〇一三年六月の約2年間であった。調査対象者（ニュースレターに掲載された人々）は、二〇一一年三月一一日に発生した東日本大震災の被災者であり、仙台市太白区、青葉区の仮設住宅3カ所に居住する中年から高齢の住民（40歳以上）41名である。私たちが携わっている仮設住宅の入居者世帯数は最大時で約３５０世帯であったため、約2年間のうちに匿名者を含めて41名がニュースレターに掲載されたことはこの活動方法が与える影響力の大きさを示している。

聞き取り調査では、仮設住宅内の各世帯に個別訪問し、協力が得られた住民に口頭で回答してもらった。内容はニュースレターで紹介する旨を伝え、了解を得た場合のみニュースレターに掲載された。インタビューは、心理支援の一環の中で行われたため、構造化した特定の質問を用いずに、「元気の秘訣はなんですか?」「健康を保つために何かやられているのですか?」「生活の中で、何か工夫されていることはありますか?」「大変だった時期をどう乗り越えたのですか?」「どのようにこれまで問題に対処してきたのですか?」「ペットを飼われている（植物を育てられている）とのことですが、生活に何か影響はありますか?」などの質問項目を柔軟に交えた。そして、得られたデータは、二〇一一年八月から二〇一三年六月までにニュースレター総数54号で紹介した。記事内で紹介された40事例についてＫＪ法[11]を用いて分析を行った。その結果は、以下に示す通りである。

### ●ソリューション・バンクの範囲

仮設住宅でのソリューション・バンクは、仮設住宅内のどの範囲で見受けられるだろうか。出来事の範囲に関しては、「個人」（$n = 20$）、「対人」（$n = 8$）、「集団」（$n = 12$）の三つのカテゴリが抽出された（図5）。一例として、「個人」に関する内容では、「震災後に心にあいた穴を埋めようとしてペットを飼い始め、それから子どもたちも元気になり、家の中が賑やかになった」などであった。「対人」

に関する内容では、「人見知りであったが、近所の人が色々と話しかけてくれたので、思い切って、『昔から人間関係が苦手なんですよね』って正直に言ってみた。それ以来、近所の人が支援物質を届けてくれるようになった。仮設住宅でお世話になってばかりではいけないなって思って、少しずつ自分から外に出るようになった」などであった。「集団」に関する内容では、「『毎日ひとりでお昼ごはんを食べていると気が滅入る』という意見から、みんながそれぞれお昼ごはんを集会所に持ち寄って食べるようになった。経済状況、料理の不得手を考え、各自おにぎりを持ってくる『おにぎりを食べる会』ができた」などであった。

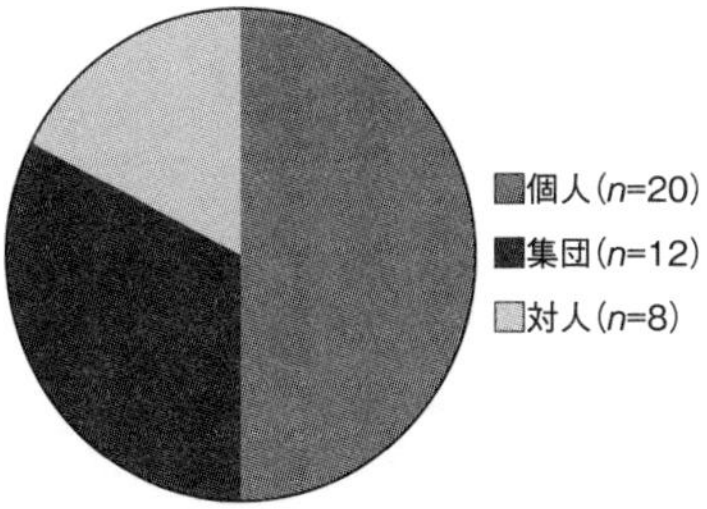


**図5　ソリューション・バンクの範囲に関するカテゴリ**（$n$ = 40）

### ●ソリューション・バンクの内容

次に、聞き取りで得られた出来事が、どのような効果を生み出したのかを分析した。その結果、出来事の効果に関して40事例から計78個の効果に関する項目が得られた。それらを、「人間関係の促進」（$n$ = 25）、「心の癒し」（$n$ = 14）、「生きがいや楽しみ」（$n$ = 9）、「生活の改善」（$n$ = 8）、「健康の維持」（$n$ = 7）、「仮設住宅の雰囲気の向上」（$n$ = 6）、「家族の絆」（$n$ = 6）、「仕事や勉学の促進」（$n$ = 3）という八つのラベルにまとめた。各ラベルの特徴を表2に記す。以下では八つのラベルのうち、多く観察された上位五つのラベルについて代表的な事例を選出し、事例内容を記述する。なお、事例の内容

表2　対処行動や肯定的な出来事の効果に関するラベル一覧

| 番号 | 名称 | | 概念と説明 |
|---|---|---|---|
| 1 | 人間関係の促進 | ($n$=25) | 日常的な会話や挨拶、共通の話題、イベント、趣味や特技などを通じて人間関係が促進された。最も多く観察され、【生きがいや楽しみ】【生活の改善】【健康の維持】【仮設住宅の雰囲気の向上】などを生む媒介的な概念。 |
| 2 | 心の癒し | ($n$=14) | ペットや植物の飼育によって個人や家族が癒された。心が癒されることと関連して、【家族の絆】【生きがいや楽しみ】【健康の維持】【生活の改善】が生まれる事例もみられた。 |
| 3 | 生きがいや楽しみ | ($n$=9) | 共同の畑作り、折り紙、イベント参加、朝の体操などによって生活が豊かになった。【生きがいや楽しみ】を持つことが【人間関係の促進】【心の癒し】【健康の維持】につながっている事例もみられた。 |
| 4 | 生活の改善 | ($n$=8) | 集会所の活用、ペットや植物の飼育、生活音への対応などを通じて仮設住宅の生活を改善させた。【人間関係の改善】の結果、生活が改善された事例もみられた。 |
| 5 | 健康の維持 | ($n$=7) | 身の回りの事をする、趣味を続ける、仮設住民と日常的に交流する、仮設住宅の集いに参加する、ペットや植物を飼育する、運動を継続するなどを通じて、気分や体調を維持した。心の健康と体の健康が密接に関連している事例が多かった。 |
| 6 | 仮設住宅の雰囲気の向上 | ($n$=6) | 自治会や住民主体のイベント開催、仮設プレハブの壁の改善、回覧板の充実、声掛け運動などにより、仮設住宅の雰囲気を向上させた。【仮設住宅の雰囲気の向上】の結果として【人間関係の促進】を生んだ事例もみられた。 |
| 7 | 家族の絆 | ($n$=6) | ペットや植物を飼育することで震災後の仮設住宅での暮らしで生じた家族の不和が緩和されたり、会話が生まれた。 |
| 8 | 仕事や勉学の促進 | ($n$=3) | 仕事や資格を得るための小さな工夫をした、仕事が自分の支えになった、趣味や特技が仕事や勉学に活かされたなど、意欲的に仕事や勉学に励むようになった。 |

は紙面の制約からニュースレターの内容を一部抜粋して要約している。

ラベル1：人間関係の促進（$n=25$）

「人間関係の促進」では、日常的な会話やあいさつ、共通の話題、イベント、趣味や特技などを通じて人間関係が促進される事例が見受けられた。このラベルは八つのラベルの中でも最も多く観察され、「生きがいや楽しみ」「生活の改善」「健康の維持」「仮設住宅の雰囲気の向上」など、あらゆるラベルにつながる媒介的な変数となっていた。事例1はその象徴的な事例となっている。

【事例1】Aさんは、カメの『カメ吉』と出会う前は、生活が不規則で、どちらかというと仮設コミュニティの中では周囲から孤立気味だった。そのような中、草刈り中にカメがいるところを発見し、カメ吉と名づけて飼い始めた。カメ吉は30センチもあるとても大きなカメである。飼い始めた頃は常駐のボランティアの方と一緒に世話をしていたが、今ではAさんがカメ吉の住処の水替えや、カメ吉を外に出す作業を毎日行うなど一人で世話をしている。Aさんは、カメ吉の世話をすることで生活リズムが少しずつ整い始め、カメ吉を通じてご近所さんや住民の方との交流が増えた。生き生きとした表情になることも増えていった。後日、ニュースレターでAさんとカメ吉が紹介されると、住民の反響は予想以上に大きく、ある家庭では子どもが自由研究の材料にしたり、カメ吉がメスであることが発覚するなどユーモア溢れる展開になった。

ラベル2：心の癒し（$n=14$）

「心の癒し」では、植物やペットの飼育によって個人や家族が癒される事例が見受けられた。さらには事例2のように「家族の絆」が深まったり、「生きがいや楽しみ」になったり、「健康の維持」「生活の改善」につながった事例もみられた。

【事例2】ミニチュアダックスフントのロンくんは、飼い主のBさんが「ロンなしで一人でいることは考えられない」というように、本当に家族を癒し、支えになっている。震災直後は、抱っこされて避難し、食べ物がなくて大変だったり、段ボールに毛布を敷いて寝て、大変な生活だった。その経験を通して飼い主の方とロンくんはより深い絆で結ばれたようだ。

ラベル3：生きがいや楽しみ（$n=9$）

「生きがいや楽しみ」では、共同の畑作り、折り紙などのイベント参加、朝の体操などによって生活が豊かになった事例が見受けられた（事例3）。「生きがいや楽しみ」を持つことで「人間関係の促進」「心の癒し」「健康の維持」につながっている事例もみられた。

【事例3】仮設住宅での暮らしは大変なこと、不便なことが多い。Cさんの元気な秘訣は、「前に住んでいたところは坂ばかりで出歩くのは大変だったけど、今は自転車でスイスイ出かけられる」とか、「仮設住宅は狭いけど、そのぶん掃除が楽でいい」とか、折々に『小さな幸せ』を見つけること。現在の状況の中でも「小さいことから幸せを感じている」と語っていた。

ラベル4：生活の改善（$n=8$）

「生活の改善」では、集会所の活用、ペットや植物の飼育、生活音への対応などを通じて仮設住宅の生活を改善させた事例が見受けられた。事例4のように、「人間関係の促進」によって生活が改善されたケースもみられた。

【事例4】仮設住宅では壁が薄いため近所同士のトラブルもある。しかしDさんは、隣の人の家から物音が聞こえると、「今日も生活している」「今から出かけるのかな」というように無事を確認できるし、安心にもつながることがあるという。それはお互いが顔をわかり合っている関係だからこそできる。物事が聞こえなくったときには声を掛け合おうと近くの住民同士で話し、支え合っている。

ラベル5：健康の維持（$n=7$）

「健康の維持」では、自分にできる身の回りのことをする、趣味を続ける、仮設住民と日常的に交流する、朝の仮設住宅の集いに参加する、ペットや植物を飼育する、運動を継続するなどを通じて、気分や体調を維持するように努めている事例が見受けられた。事例5のように、こころの健康と体の健康が密接に関連している事例が多かった。

【事例5】Eさんは、昼間家の中で一人きりになると、気分が落ち込んだり、不安になる。そのときの対処方法は、身体を動かすことだそう。外に出て散歩したり、皆と一緒に体操をしたりしている。運動すると、体が温かくなるし、余計なことを考えなくなるという。

## ●調査結果の考察

ここまで平泉ら[1]の調査を要約して紹介し、仮設住宅のソリューション・バンクは「個人」「対人」「集団」という三つのレベルで見受けられることを述べてきた。また、ソリューション・バンクの内容をみると、「人間関係の促進」「心の癒し」「生きがいや楽しみ」「生活の改善」「健康の維持」「仮設住宅の雰囲気の向上」「家族の絆」「仕事や勉学の促進」という効果があったことを述べてきた。

仮設住宅のソリューション・バンクは、第一に、「人間関係の促進」が最も多かった。この理由には、一九九五年に起こった阪神・淡路大震災の教訓が生きている可能性が指摘できる。阪神・淡路大震災では、仮設住宅での住民の孤独死に関してメディア報道で数多く取り上げられ、「住民同士でも顔がわからず、言葉を交わす機会も少ない現実が、孤独死に繋がった」という問題が大きく報道された[12]。今回の東日本大震災でも仮設住宅内でこのような孤独死した住民の問題が起こることが予想されたため、住民同士が工夫・注意して支え合う力が起こり、その結果として人間関係が促進されたのである。

仮設住宅の支援では、肯定的な人間関係を支える取り組みが重要である。川瀬[13]は、二〇〇五年に宮崎県を襲った台風14号で被災した仮設住宅入居者を対象に調査し、「不安や悩みを打ち明ける人は、誰ですか」という項目を質問した。その結果、「相談できる人」として、「家族」や「親族」だけでなく、

「同じ仮設住宅の被災者」や「自治体担当者」が選ばれていた。また、宅は、ＰＴＧを促進する要因の一つには「他者との関係」があることを明らかにしている。加えて仮設住宅での心理支援は、一般のセラピーとは異なり治療構造が明確でないため、治癒的な関係は重要な要素になる。以上を踏まえると、支援者は「こころの問題」を見つけて「取り除く」という一方的かつ不可能な試みではなく、住民間の支え合う力を促進し、住民との肯定的な関係性を育むこと自体に焦点を当てることが鍵となる。

第二に、仮設住宅の住民はそれぞれの工夫によって「仮設住宅の雰囲気を向上」させている。一例として、住民の中には自分自身の暮らしの改善や雇用の確保よりも、周囲の人々の利益を優先させ、自治会の活動や仮設全体の雰囲気の向上に尽力している人々がいることが挙げられる。そのような人々は、震災をきっかけに自分自身にできる役割が人間関係を促進し、仮設住宅全体の雰囲気を向上させることにあると考え、外部の支援団体や住民同士をつなげる工夫をするなど、仮設住宅の全体に大きく貢献している。この他にも、住民同士がお互いの得意分野などを活かしてイベントを主催する例や、仮設住宅の鍵を管理するという役割を担った住民が自治会にコミットしていった事例もあった。

このように住民の工夫や取り組みには心理的な回復過程において重要な意味がある。被災者の多くは、震災をきっかけに仕事や居場所を失い、自身のアイデンティティがゆらぎ、生きる意味さえ失われた。しかし、「仮設住宅の雰囲気を向上」させるための活動の中で役割ができ、居場所や安心感が生まれ、アイデンティティが再構築されていった例も少なくないからである。これらの事実を踏まえると、支援者に求められることは、住民が行っている仮設住宅の雰囲気を向上させるための活動や細やかな工夫を知り、住民の居場所や役割を広げることである。役割や精神的な拠り所を持つことは、やはり人間にとって根本的に重要な要素であり、精神的なサポートになるからである。

第三に、仮設住宅での生活が長引くと、住民は生活に対する不満を募らせ[13]、心身の健康が悪化しやすくなる。また、家族が対立したり、住民同士の人間関係のトラブルも起こりやすくなる。これらの現象は仮設住宅内での日常生活がある程度確保された後に生じることであり、生活の中での小さな葛藤が許容されにくくなって生じる自然な出来事である。これらは事実の通り問題であるが、同時に解決の工夫も存在する。調査結果で明らかになったように、仮設住宅の住民は生活上のストレスに対して主体的に対処しており、「生活を改善」させ、「健康の維持」に努め、「家族の絆」を維持し、「心の癒し」を得るように工夫していた。この結果から裏づけられるように、仮設住宅での支援では、住民が生活の中でどのような工夫をしているかを知ることと、問題に圧倒されるのではなく住民が自らの力で生活を改善している感覚を持てることが非常に重要である。

第四に、仮設住宅の住民は仕事や資格を得るために努力をしたり（「仕事や勉学の促進」）、趣味の畑作りやイベント参加、毎日の体操などを通じて生活を豊かにしている（「生きがいと楽しみ」）。ただし、仮設住宅では時間が経つにつれて自治会役員などが転居し、仮設住宅内の活動が低調になり、空き家が増えていくため[14]、取り残された住民は次の生活の目処が立たず、生きがいと楽しみを失う場合もある。その際の支援はより個別的な方向性を帯びることが求められる。今後は、仮設住宅での生活が長引かざるを得ない住民に対して、新たにニーズを聞き取りながら、仮設住宅外に支援ニーズを埋める場所を求めたり、個々の住民が以前から有していた生きがいや楽しみを感じられるような個別的なアプローチが重要になると考えている。

## 5　おわりに

ここまで、私たちの活動の重要なツールの一つであるニュースレターに着目し、ニュースレターを用いた支援がどのように展開されたか、また、ニュースレターはどのような内容であったかを実践と調査の視点から述べてきた。仮設住宅で暮らす住民は、日々の困難やストレスを抱えながら、それらを乗り越えて生活している。震災という特別な経験をした後に、そこで起きた出来事を意味づけ、日常の中でさまざまな工夫や努力を行っているのである。そのため、専門家が住民の主体的な工夫や努力を無視し、一方的にこころのケアに関する専門性を押しつける支援を行っては、仮設住宅は問題だらけになってしまう。問題にフォーカスする視点だけでは、住民の主体的な復興への取り組みを阻害しかねない。長谷川が「我々の支援のスタンスは、良循環を見つけ、拡大することである」と述べている通り、私たち支援者は、仮設住宅の住民の日常的かつ主体的な取り組みに目を向け、それらを私たちが認め、いわば「丸つけ」をして、住民自身が「いろいろあったけど、ここまで何とかやってこられた」というように自らの力を感じられるような支援を展開していく必要がある。このような問題解決の良循環を支えていく支援が仮設住宅での心理支援の根幹をなす柱であり、ニュースレターという媒体はこのような支援を行ううえで非常に効果的なツールの一つになるのである。

震災から5年目を迎えた仮設住宅では、これから災害公営住宅への移住が徐々に進むことになる。支援団体の活動は減少し、多くの人々が災害公営住宅に移住する中で残留する人々は不安や孤独感を強めることが予想される。仮設住宅内でも格差が拡大し、住民の問題は個別性が強くなるが、どのような支援が求められるかは明らかである。それは、それぞれの住民が抱える個別的な問題を知るだけでなく、住民が問題に対処し、人間関係を促進させたり、心の癒しを得たり、生きがいと楽しみを築いていること —— すなわち住民の主体的な取り組みがあること —— を知り、「丸つけ」をしていくことである。現在は、長期的な支援が可能になるよう住民とともに支援体制を再構築している段階である。今後、仮設住宅が終わりを迎えるときには、活動のしくみを時期ごとに整理し、今後の災害に備えて仮設住宅での支援方法を体系化していく計画である。

私たちは多くの場合、仮設住民の方々よりも人生経験が圧倒的に浅く、日々住民の方々から学ばせていただいている。しかし幸いにも、仮設住民の方々はわれわれスタッフを可愛がってくださり、かつ私たちを育ててくれている。住民の方々が私たちを育ててくれることもまた住民の皆さんの工夫であり、肯定的な出来事である。住民の皆さまに深く御礼を申し上げたい。

◎文　献

(1) 平泉拓・板倉憲政・張新荷・兪幉蘭・栗田康史・牧田理沙・富永紀子・山形千遥・小泉達士・若島孔文（二〇一三）仮設住宅におけるPTG（Post Traumatic Growth）：ソリューション・バンクを用いた仮設住宅の心理支援．東日本大震災PTG心理支援機構　震災復興時のストレスケアに関わる長期的研究『臨床心理士大学院協議会報告書』一九〜三〇頁

(2) 板倉憲政・森真理（二〇一二）仮設住宅への支援．*Interactional mind* V, 92-98.

(3) 板倉憲政・森真理・平泉拓・若島孔文（二〇一三）仮設住宅への心理支援．長谷川啓三・若島孔文（編）『震災心理社会支援

ガイドブック：東日本大震災における現地基幹大学を中心にした実践から学ぶ』金子書房　三九～四三頁
(4) de Shazer, S. (1994) *Words were originally magic.* New York: W.W.Norton.
(5) 長谷川啓三（二〇〇五）『ソリューション・バンク：ブリーフセラピーの哲学と新展開』金子書房
(6) 長谷川啓三・若島孔文（二〇一二）10年後の私たちへ：学校・震災ソリューション・バンク．『子どもの心と学校臨床』6　遠見書房　三～一一頁
(7) 宅香菜子（二〇一〇）『外傷後成長に関する研究：ストレス体験をきっかけとした青年の変容』風間書房
(8) 長谷川啓三（二〇一四）家族とカップルの臨床心理学(4)：災害経て人間的に成長．河北新報 ONLINE NEWS　http://www.kahoku.co.jp/special/spe1124/20140228_01.html
(9) 近藤卓（編著）（二〇一二）『PTG心的外傷後成長：トラウマを超えて』金子書房
(10) 長谷川啓三・若島孔文（編著）（二〇一二）大震災・子どもたちへの中長期的支援：皆の知恵を集めるソリューション・バンク．『子どもの心と学校臨床』6　遠見書房
(11) 佐藤郁哉（二〇〇八）『質的データ分析法：原理・方法・実践』新曜社
(12) 高橋知香子・塩崎賢明・堀田裕三子（二〇〇五）応急仮設住宅と災害復興公営住宅における孤独死の実態と居住環境に関する研究．『日本建築学会学術講演梗概集』
(13) 川瀬隆千（二〇〇八）仮設住宅で生活する被災者の現状と課題：宮崎県における2005年の台風14号被災者に関する継続調査．『宮崎公立大学人文学部紀要』15　八一～九六頁
(14) 生島祥江・池田清子・梶谷佳子・細見明代・中野智津子・能川ケイ・大野かおり・西田恭仁子・藤本悦子（一九九九）阪神・淡路大震災から3年後の仮設住宅住民の健康と生活の実態．『神戸市看護大学短期大学部紀要』18　一～八頁

# 被災地コミュニティ支援のあり方とは

――高橋恵子

## 1　はじめに

臨床心理の専門家が行う「コミュニティ支援」とはなんだろうか。金沢[1]は、『臨床心理的コミュニティ援助論』という本のまえがきにて、「コミュニティ心理学的援助は、一つの書では完結させることのできない広さと大きさ、複雑さと多様性を持つ」と述べている。その通り、コミュニティ支援のすべてを本書で論じることは不可能ではある。そこで本稿では、初めにコミュニティにおける心理支援に関する基本的概念について触れるとともに、「震災後のこころの支援」、とりわけコミュニティへの訪問援助活動に携わる臨床心理の専門家が、被災地でどのような活動を行っているか、また、地域での活動において心掛けていることや工夫、支援の視点について紹介する。

## 2　コミュニティにおける心理支援の基本的視点

東日本大震災の発災後、被災地では全国各地からさまざまな支援が行われた。筆者ら東北大学PTGグループでも、震災後の急性期から現在に至るまで、仮設住宅や在宅避難者への訪問援助活動などを行ってきた。その際、心理支援の基本理念[2]として、①こころの基本的ニーズである「自律性」「有能感」「関係性」を尊重すること、②避難所、支援チーム、ボランティア、被災者家族や地域などさまざまなシステムの自己組織性を信頼しそれを活性化すること、をベースに活動してきた。

また、コミュニティへの支援を考えるうえでは、コミュニティ心理学の考え方が役に立つ。山本[3]は、コミュニティ心理学では、社会的環境的諸要因を重視することや、社会的およびコミュニティ的介入が必要とされること、予防をめざすべきであるということ、成長促進的アプローチを重視することなどを挙げている。PTGグループの基本理念とコミュニティ心理学の発想は、多くの部分においてリンクしている。それは、システム論的な見方をとることや、問題や弱い側面に目を向けるだけではなく、対象となる本人・家族・地域が本来持っている力に目を向け、資源（リソース）を活用していくという考えに表される。

人々は一人ひとりが多様な背景を持っている。コミュニティ心理学の研究や実践で重要とされる多様性の次元について、ダルトンら[4]は、「文化（Culture）」「人種（Race）」「民族性（Ethnicity）」「ジェンダー（Gender）」「性的志向（Sexual Orientation）」「身体的・精神的な障害の有無（Ability/Disabi lity)」「年齢（Age）」「社会経済的な水準・社会階級（Socioeconomic Status/Social Class）」「宗教と霊性（Religion/Spirituality）」の主に九つを挙げている。このような多様性と共に、人々はあらゆる環境との相互作用をしながら生活しているのであり、生活者として対象者を見ようとすれば、おのずとその対象者の生活背景や地域・環境との関係についても目を向けることとなる。すなわち、地域援助活動は生活者視点に重点を置くということになるだろう。それと同時に、ミクロレベル（個人レベル）、個人を取り巻く家族や身近な人も含めたメゾレベル（対人レベル）、さらには地域やコミュニティを含めたマクロレベル（集団レベル）といったように、それぞれのレベルについて包括的かつ立体的に対象を理解する視点が有用である。[5] 言い換えれば、コミュニティ支援に携わる者は、対象者の置かれている多様なコンテクスト（文脈）を捉えながら関わることが重要となる。

## 3　コミュニティにおける訪問援助活動とは

### ●訪問援助活動における心理支援の「構造」

おそらく心理職の中には、面接室での面接（心理カウンセリング、心理療法）に対する馴染みはあっても、自らフィールド、コミュニティに赴き心理支援を行うということに慣れていない方も多いのではないかと思う。カウンセリングは、空間的構造（場所、面接室およびそれに伴う諸条件）や時間的構造（セッションの時間や頻度、期間など）といったしっかりした枠組みを設定して行うことが一般的である。しかし、地域で生活する人々への支援は、「面接室」という閉じられた構造に限らない。心理の専門家が行う訪問援助活動に関する近年の研究や報告としては、精神疾患の患者やその家族などへの訪問援助活動である包括型地域生活支援プログラム（Assertive Community Treatment：ACT）[6]や、ひきこもりの評価・支援に関するガイドライン[7]や不登校・ひきこもりの訪問援助に関する研究報告[8][9][10]がある。加藤[11]は家庭への訪問援助の方法について、援助者が家庭内に面接室のルールを持ち込もうとすることの困難や弊害を指摘したうえで、「内省による行動変容だけにこだわらない方法」で、「家族のもつ力や自発性を活用し、家族関係や家庭環境、家族システムの変化を促す方法」や「対象者の問題行動を解消する方法」が望まれるということを述べている。

## ●被災地コミュニティへの心理支援の実際——活動の視点と工夫

震災から丸4年が経過した現在も、被災地においてはさまざまな心理支援が行われている。本稿では、特に二〇一一年の震災発生年から、コミュニティとの良好な関係を築きながら継続して行われてきた心理支援の活動を以下に紹介することとする。なお、今回紹介する三つの活動は、いずれも一次予防と二次予防[注1]を主とした活動である。活動を紹介するにあたって、実際に被災地において継続的に訪問援助活動を行っている臨床心理の専門職である支援者に、活動内容および活動を行ううえで意識していることや大切にしていることについて、筆者が1〜2時間のインタビューを行った。インタビューは半構造化面接で行い、話の流れに沿って柔軟に話を聴いた。インタビューをまとめるにあたり、インタビューを受けてくれた方の語りの本質を損なわないよう気をつけながら、筆者が要点をまとめた。

①在宅高齢者世帯への訪問援助活動（宮城県石巻市）

宮城県石巻市にあるNPO法人フェアトレード東北が、石巻市役所からの委託を受けて実施している「巡回型被災高齢者等訪問業務」に、二〇一一年八月から二〇一四年三月まで、東北大学PTGチームから臨床心理士2名が参加し、現地NPOと臨床心理士の協働による在宅支援が継続して行われてきた。この支援事業は、石巻市内の津波浸水地域を主な対象地域とし、65歳以上の在宅高齢者等に対して、孤立・孤独の予防を目的として、①ニーズ調査に基づく継続的な巡回訪問、②心理支援や生活支援を行っているものである。その中で臨床心理士は週2回のペースで活動に参加し、現地スタッフから申し送りを受けた対象者の自宅を、現地スタッフと臨床心理士が共に訪問し、心理アセスメントを行い、必要に応じて継続的な心理支援または専門機関へのリファーを実施している。また、現地スタッフへのコンサルテーションを通したサポートを行っている（詳細な報告は、森川・古山・平泉[12]参照）。

【支援者へのインタビュー】

上記の活動に、心理の専門職として参加した20代女性の臨床心理士Aさんに話をうかがった。なおAさんは、この活動が始まった当初から約2年半の間、継続的に在宅支援を続けてきたスタッフの一人である。

［対象者との関わりにおいて意識したこと、工夫について］

まず、相手との関わりを開始するうえでは、専門性をあえて発揮するというよりは、対象者にとって親しみのある身近な存在に感じてもらえるよう、支援者側から敷居を下げていくことに気をつけていた。たとえば、支援者の「出身地」（同郷かそうでないか）や「被災経験の有無」によって、「内集団」「外集団」の意識がはたらきやすい対象者もいる。その対象者にとって受け入れやすい支援者のあり方は人それぞれであるため、対象者が支援者に対してどのような構えでいるのか、相手の発する小さな情報も見逃さないようにしながら相手に合わせた関わり方を模索した。また、具体的な例としては、対象者の方言に合わせることで、対象者と支援者の間に「一体感」が生まれ、対象者は今困っていることについて話しやすくなるようでもあった。一方で、方言の違い（出身地の違い＝「内」と「外」）があったとしても、「わざわざ来てくれてありがとう」という反応もみられた。そして、「内」の人には言えないことでも（だからこそ）「外」の人には言いやすいこともあり、対象者は、「内」と「外」を自身で使い分けているようでもあった。さらに（Aさんの場合は）高齢者世帯へ20代の心理士が訪問するという形が逆に活き、「孫っぽさ」で親しみを感じてもらえることもあった。

なお、活動は対象者の自宅へ訪問するアウトリーチ型の支援であり、「（対象者の）日常生活、生活空間へ入っていく」という点において、対象者の日常生活の邪魔にならないように配慮した。一方で、日常生活の中で（前回の訪問時からの）良い変化を見つけて積極的にフィードバックするようにも心掛けた。たとえば、「庭に花を植えた」「カーテンを変えた」など、対象者の日常生活における些細な変化に目を向けるということである。それにより、対象者の「些細なことも気づいてもらえた」という喜びにつながるとともに、支援者と対象者のラポールを築くきっかけにもなった。

[地域の文化的・歴史的コンテクストとの関連について]

（Aさんらが）在宅支援を行ってきた地域は、代々その土地で家を受け継いできた方が多く、地域の住民に出入りが少ないという意味では閉鎖的な地域であった。一方で、訪問したスタッフに対しては、家に招き入れてお茶を出してくれるなど、オープンな側面も見受けられた。また、近所づき合いを大切にする地域であり、自発的に近所の主婦が集い編み物を行うなど、従来の地域住民同士のつながりもある。

住民の多く（特に年配の方）は、代々続いてきた家を大事にする感覚を持っており、春や秋の彼岸、お盆などの行事に重要な意味を見出している。震災から3回目となる二〇一四年三月の春彼岸では、「もう3年が経つからね。前に進もうと思う」というように、彼岸を自身の中での区切りとするようなこころの動きを見せる人もいた。同じ地域に住む人々でも、被災経験や身近な人の喪失経験は人それぞれであり、「喪に服す時期」の終わりもそれぞれであることを再度認識し、対象者の変化を焦らず定期的な訪問活動を続けてきた。対象者のペースを尊重しながら語りに寄り添う中で、少しずつ「こころの回復」とでもいえるような変化がみられ始めている。

②仮設住宅支援（宮城県仙台市）

東北大学PTGグループ仮設支援チーム（以下、仮設支援チーム）は、二〇一一年八月から現在に至るまで、仙台市内に設置された仮設住宅への継続的支援を行っている。主な活動内容は、ニュースレターの作成およびニュースレター配布に伴う住戸訪問と、相談希望者との面接を実施するためのカウンセリングルームの設置である。住戸への訪問は、仮設支援チームのリーダーとメンバー数名がペアを作って実施しており、訪問のペースは現在週1回程度となっている。活動の具体的内容やニュースレターについては、本書の「仮設住宅でのニュースレターの活用」（104～126ページ）に詳述されたとおりである。

【支援者へのインタビュー】

仮設住宅支援について、二〇一二年春から仮設支援チームのリーダー役を務めている、20代男性の臨床心理士Bさんにインタビューを行った。

［活動において意識していること（基本姿勢）］

コミュニティの見立てを行う：はじめに、訪問活動時には、仮設コミュニティ全体の雰囲気や動き、キーパーソンとなっているのは誰か、コミュニティとしてどのようなニーズを持っているのか、という点について、「コミュニティの見立て」を意識して行ってきた。仮設コミュニティには、仮設住宅の住民らで組織されている「自治体」の他、行政（区役所）、常駐しての見守りを行っている支援団体などがあり、仮設支援チームはそれらの組織と関わりながら支援活動を行っている。その際、仮設コミュニティに関わるそれぞれの組織の動きや役割、特性、さらに組織間の関係性についてもアセスメントしながら、各組織との良好な関係を築きつつも中立的な立場で自分たちの動きを考えるようにしている。

個別の支援：仮設住宅では、さまざまな支援団体などによる訪問があるため、仮設支援チームの活動開始当初には、次から次へと訪れる見知らぬ支援者との関わりに、混乱や疲弊をあらわにする住民もいた。そこで、チームの基本姿勢として、「支援する人ーされる人」の関係が強調されないよう、「人と人との関係づくり」をベースに置くようにしてきた。その背景にある考えの一つとして、そもそも、相手との関係をつくること自体にも治療的意味があり、住民との関係づくりそのものが活動の目的にもなり得るということがある。それにより、「押しつけ」ではない支援のあり方を構築することにつながり、チームが訪問して関わる時間が、住民らにとって少しでもほっとできる、喜びを感じられる時間になっているようである。

［活動における具体的な工夫——一緒に眺める構造から入る］

仮設支援チームは活動の際の工夫として、相手を「問題のある人」とはみなさず、むしろ相手に「教えを請う」という姿勢（ワンダウンの姿勢）で関わっている。たとえば、「最近の仮設住宅の様子を教えてください」というふうである（≠「あなたの問題を教えてください」）。また、ニュースレターの配布のために住戸を訪問した際に、ニュースレターの記事内容で相手が興味を持ったポイントに追従する形で話を展開し、もし相手から何かちょっとした話題が出たときにはそれを丁寧に拾っていく。時には、仮設住宅の庭先にパイナップルが植わっていたことをチームメンバーが発見し、そこの住民の方にパイナップル栽培の豆知識を教えてもらうことから話が弾むという場面もあった。これらのような何気ない会話から、これまでの半生の振り返りの語りや、相手の方の現在の困りごとについての話が深まることも多々ある。いずれにしても、対象者と支援者が「一緒に何かを眺める」という構造を取りかかりとした関わりの始め方は、相手にとって侵襲性が低く、互いの関係を築くうえで有効にはたらいている。

［支援チームを運営するうえでの工夫］

活動内容や活動の工夫は、試行錯誤しながら少しずつ確立してきたものであり、またチームの運営における苦労も少なくなかった。トップダウンのチーム作りではなく、メンバーが互いに意見を出し合い、メンバーのそれぞれの良さを活かしながら、メンバーが活き活きと活動できることをチームの目標の一つとしてきた。そのためには、チーム内での連携や情報共有がまず重要なことの一つとして挙げられる。また、チームリーダーがチームメンバーと一緒に、活動の事前事後で意見交換をしたり振り返りを行ったり、メンバーの良いところをフィードバックしたりするなどのフォローアップをしっかり行うよう心掛けている。個人個人の頑張りだけを求めていては、チーム自体も疲弊してしまい、息の長い支援にはつながりにくい。チームとしていかに成長していくかも重要な課題である。

③「カフェ」での心理支援活動（宮城県南三陸町）

南三陸町のある仮設住宅に隣接して、テントを利用したカフェが設置されている。このカフェは、社会福祉協議会が運営を行っており、隣接した仮設住宅に入居している方々や他の地域から来られる方々との交流の場として利用されている。カフェでの心理支援活動は、二〇一一年六月より、自治医科大学医学部同窓会東日本大震災支援プロジェクトに、東日本大震災心理支援センターの心理士が参加する形で開始されたものである。

その後二〇一一年一二月からは、地元の宮城県臨床心理士会に段階的に活動が引き継がれ、現在は毎週末、宮城県臨床心理士会カフェ支援チーム（以下、カフェ支援チーム）のメンバーが、2〜3名ずつ交代で現地を訪問し、カフェ運営のサポートを行っている。カフェは、主に仮設住宅で過ごされている高齢者の方が、お茶を飲んだりおしゃべりをしに来る場となっており、カフェ支援チームのメンバーは、カフェに来た方へお茶を持っていくときに挨拶をして声をかけてお話をしたり、時には住民参加型のイベントを企画して行ったりしている。なお、カフェはだれでも自由に出入りでき、利用者は好きなタイミングでカフェを利用できるようになっている。毎回、70〜80名ぐらいの方がカフェを利用している。

【支援者へのインタビュー】

宮城県臨床心理士会のカフェ支援チームにおいてリーダーを務めているCさんにお話をうかがった。Cさんは長年の臨床経験を持ち、今回のカフェ支援にも当初より参加しているメンバーの一人である。

［活動において特に意識していること］

カフェ利用者との関わりにおける基本姿勢：カフェ支援チームは、「とにかく地域の方が元気になれるようにコミュニティ全体のレジリエンスを支援する」ということを活動のモットーに、支援員さんのお手伝いをしながら傾聴活動を行っている。心理士であることを前面には出さず、活動の回数を重ねる中で、少しずつ地域の方と「顔見知り」の関係になることから始めた。心理士の専門性という点でいえば、見守りとアセスメントの視点を持ちながら、近づきすぎず、聴きすぎず、適度な距離をとって関わっていることかもしれない。こちらから侵入しすぎないよう配慮するとともに、相手に「そっと寄り添うこと」を第一にしている。

支援者支援としての関わり：また、カフェ運営の母体である社会福祉協議会とも関わりを密にして情報交換などを行っている（カフェ支援チームの活動は週末のみであるが、支援員の方は平日もカフェ運営を行っている）。なお、支援員の方々は支援者であると同時に被災者という立場でもあり、その支援員の方々が少しでも「ほっこり」できる時間を持てるよう、カフェ支援チームが自然な関わりの中で支援員の方のお話をうかがったり、最近では支援員の方々を対象としてアロマの会を行ったりもしている。

［活動の工夫――コミュニティの歴史や文化、リソースを活かした取り組み］

カフェ支援チームからみたこの地域全体の印象として、「外から来た人に対して、おもてなしの心の厚い土地柄である」ということが挙げられる。そのため、住民の方々にとっては「支援される側」だけに自分がいることは、かえってつらい気持ちを抱いてしまうのではないかという懸念もあった。しかしあるとき、カフェに来た地元の元漁師の男性が浮き玉飾りづくりを見せてくれたことがあり、それがヒントとなって、参加者を募って浮き玉づくりのイベントを行うことを企画・実施した（浮き玉とは、漁業で使うガラス製の浮きのこと）。イベントでは、元漁師の男性たちが指南役になり、仮設住宅の住民や支援スタッフが生徒役となって行われた。普段は無口で静かな男性住民も、このイベントの際には生き生きと活動に参加してくれた。また、あるときには、座布団が必要となったときに、支援物資として座布団を提供するのではなく、材料を提供し、女性の住民に声をかけ、一緒に座布団づくりを行うという会を行い、それも住民には好評であった。既製品の座布団を支援物資として提供することは簡単であるかもしれないが、あえて女性住民の力を活かし、また、仲間と一緒にものづくりを行うという機会を提供したことに大きな意味があった。

［支援チームを運営するうえでの工夫］

カフェ支援チームのメンバーは二〇一四年三月時点で17名ほどいるが、月1回全員で集まり、2時間半程度のミーティングを実施している。ミーティングでは活動内容や活動を通してそれぞれが感じたこと、もしあればちょっとした困ったことなどをシェアしている。また、毎回の活動報告を丁寧に書面におこし、その都度メンバーで共有している。さらに、今後の活動についてアイデアを出し合うことも大切にし、「みんなで考えていく」というチームの風土を作っている。

## ●インタビュー結果についての考察

今回紹介したいずれの活動も、ノウハウや経験の蓄積が少ない中でさまざまに試行錯誤しながら、そして他団体や多職種との連携・協働を大切にしながら、より良い支援のあり方を模索しこれまで活動してきたことがうかがえた。そして、今回お話をお聞きした方々および支援チームの心理支援における基本姿勢には共通部分が多かった。

第一に、支援者と対象者との間において「支援する—支援される」という関係を前面に打ち出すのではなく、純粋な「人と人との出会い」として、また、コミュニティに参与させてもらう一員として活動する姿勢である。震災後には、日本全国からさまざまな支援者が被災地を訪れたが、「こころの支援お断り」という貼り紙がされた避難所や仮設住宅もあった。加賀美[13]はコミュニティ心理学の実践に関して述べる中で、「相手が望まない援助」であれば、自尊心を傷つけ、良好な人間関係が維持できなくなる場合もあることを意識すべきであると指摘し、「支援を意識させない支援活動」が重要であるとしている。支援の押し売りにならないためには、コミュニティや対象者が訪問援助活動に対して何を期待し、どのようなスタンスで援助を受け入れているのか、その構えや動機にも目を向け、支援者側の関わり方を柔軟に考えることが、対象者とのより良い関係構築に役立つだろう。なお、支援者の柔軟性に関する一つの例として、上記で紹介した在宅支援活動では、「方言」がジョイニングにおける重要なツールの一つとなっていたことがうかがえた。ジョイニングとは家族療法で用いられる用語で、「家族の持つ言語的・非言語的特徴をセラピストが同様に用いることで、家族システムにスムーズに参加する技法のこと[2]」である。三品[14]はアウトリーチ支援における「出会い」のスキルとして、「家風に染まる」スキルや「呼吸を瞬時に合わせる」スキルを挙げている。対象者やその家族を脅かさずに、今までの生活の有り様を肯定し、関係をつくっていくことができる。また、金井[15]は訪問マナーについて、「その人の生活にはそれぞれ、環境や風習、宗教、時代など、個性的かつ文化的な背景があるわけで、マナーを踏まえようとすれば、誰もが身体感覚をフルに使い、自分と相手それぞれの文化的な背景を敏感に捉える『マナー力』とでもいえるものを駆使している」と述べている。すなわち、相手の背景を理解しようとする姿勢がマナーでもあり、ジョイニングのポイントを見つけるきっかけにもなると考えられる。

第二に、「問題」にだけ焦点を当てるのではなく、コミュニティやコミュニティに住まう人々の持っているリソースに着目し、そのリソースを活用するような関わりをするということである。高橋・松本[16]は、震災ソリューション・バンクとして、学校システムにおいてみられたリソースを活用した事例を集めて紹介したが、その中では、震災渦中にいる人々は、自分たちの持つ多様なリソースを見出すとともに、システムのメンバーが互いをリソースとしあい結びつき合うことで、困難や混乱を乗り越えてきたということを述べた。上記で紹介した「カフェ」での心理支援活動でも、その地域がもともと震災以前から持っている特性や住民の方々の経験（いわば、「昔とった杵柄」）を活かす方向で活動を展開していた。このことから、地域の歴史や特性、経験もすべてリソースとなり得ると考えられる。当事者が自分自身ではリソースとして意識しないことであっても、外部から訪問する支援者だからこそ気がつくことができるリソースもあるはずである。さらに、相手の日常生活にお邪魔させてもらうという、本来であれば面接構造が守られにくいセッティングではあるが、だからこそ、閉じられた面接室では見つけにくい対象者の日常の変化にも気がつくことができる。したがって、リソースを積極的に見つけフィードバックしていくことが、支援者の役割の一つであり、対象者やコミュニティを元気にするうえでも大切なことであると考えられる。

## 4　おわりに

地域にとっても人にとっても、震災の傷跡は深く、復興への道のりはまだまだ長い。それゆえ、支援活動も被災地コミュニティやそこに住む人々の現状とニーズに見合った形に変えながら、これからも息の長い支援（中長期的支援）を続けていく必要がある。そのためには支援チーム自体のシステムづくりも肝心であるし、支援者自身がいかにエネルギーを補充しながら活動していくかということもポイントになるだろう。

本稿では、支援者の視点から「被災地におけるコミュニティ支援のあり方」について論じた。ただし、今回紹介したのは、数多く行われている被災地コミュニティへの心理支援のほんの一部であり、しかも宮城県内での活動例である。先述した通り、コミュニティにおける心理支援では、その地域の歴史や文化、コミュニティで生活している一人ひとりの異なる背景も十分に理解して柔軟に関わる姿勢が重要であることを再度つけ加えておきたい。

**注1**　久田[17]は、コミュニティ心理学の基本理念である「予防」の概念について、次のようにまとめている。まず、一次予防（primary prevention）とは「疾病が存在しない『健康期』にある人々に働きかけて疾病の発生を未然に防ぐこと」、二次予防（secondary prevention）とは「罹患してはいるが症状が未だ見られない状態、すなわち『無症状臨床期』の人々に対して行われる早期発見と早期治療」、三次予防（tertiary prevention）とは「すでに発病した人々に対して行われる」ことである。また、臨床心理士の専門業

務の一つとして「臨床心理的地域援助」が挙げられる。臨床心理的地域援助とは、「専門的に特定の個人を対象とするだけでなく、地域住民や学校、職場に所属する人々（コミュニティ）の心の健康や地域住民の被害の支援活動を行うことも臨床心理士の専門性を活かした重要な専門行為」である。[18]

## 文献


(1) 金沢吉展（編）（二〇〇四）『臨床心理的コミュニティ援助論（臨床心理学全書11）』誠信書房

(2) 長谷川啓三・若島孔文（二〇〇二）『事例で学ぶ家族療法・短期療法・物語療法』金子書房

(3) 山本和郎（一九八六）『コミュニティ心理学：地域臨床の理論と実践』東京大学出版会

(4) Dalton, J.H., Elias, M.J. & Wandersman, A. (2001) *Community Psychology Linking Individuals and Communities.* Wadsworth/Thomson Learning.［J．H．ダルトン・M．J．イライアス・A．ウォンダースマン／笹尾敏明（訳）（二〇〇七）『コミュニティ心理学：個人とコミュニティを結ぶ実践人間科学』金子書房］

(5) 一般社団法人日本臨床心理士会（監修）（二〇一二）『臨床心理士のための医療保健領域における心理臨床』遠見書房

(6) 高木俊介・藤田大輔（編）（二〇一一）『実践！アウトリーチ入門（こころの科学増刊）』日本評論社

(7) 厚生労働省　ひきこもりの評価・支援に関するガイドライン．http://www.ncgmkohnodai.go.jp/pdf/jidouseishin/22ncgm_hikikomori.pdf

(8) 齋藤暢一朗（二〇一二）不登校・ひきこもりへの訪問援助に関する一考察：三者関係構造によるつながりの再構築．『カウンセリング研究』45　八九〜九八頁

(9) 齋藤暢一郎・若島孔文（二〇一二）訪問援助における三者関係モデルの構築：不登校・ひきこもりへの家族援助としての機能．

『家族心理学研究』26　一三〜二四頁
(10)　吉田克彦・花田里欧子・若島孔文（二〇〇三）訪問援助活動での実践．『心療内科』7　五一四〜五一九頁
(11)　加藤博仁（二〇〇七）訪問カウンセリングの方法に関する実践的研究(1)：家庭訪問の困難性と個人面接の方法．『吉備国際大学社会福祉学部研究紀要』12　一三三〜一四三頁
(12)　森川夏乃・古山杏加里・平泉拓（二〇一二）在宅避難者への支援．『Interactional Mind』5　北樹出版
(13)　加賀美常美代（二〇〇七）コミュニティ心理学の実践的展開：異文化間問題．日本コミュニティ心理学会（編）『コミュニティ心理学ハンドブック』東京大学出版会　七六九〜七八一頁
(14)　三品桂子（二〇一三）アウトリーチ支援における【出会い】のスキル．『花園大学社会福祉学部研究紀要』21　六三〜八三頁
(15)　金井浩一（二〇一一）実践！訪問マナー入門．高木俊介・藤田大輔（編）『実践！アウトリーチ入門（こころの科学増刊）』日本評論社
(16)　高橋恵子・松本宏明（二〇一二）学校システムにおけるリソースの活用：学校・震災ソリューション・バンク(4)．長谷川啓三・若島孔文（編）『子どもの心と学校臨床』6　遠見書房
(17)　久田満（二〇〇七）コミュニティ心理学の基本概念：精神保健における予防．日本コミュニティ心理学会（編）『コミュニティ心理学ハンドブック』東京大学出版会　五五〜六九頁
(18)　公益財団法人日本臨床心理士資格認定協会　ホームページ　http://www.fjcbcp.or.jp/gyomu.html

リサーチ

# 4

# リラクゼーションプログラム「T-RACO」

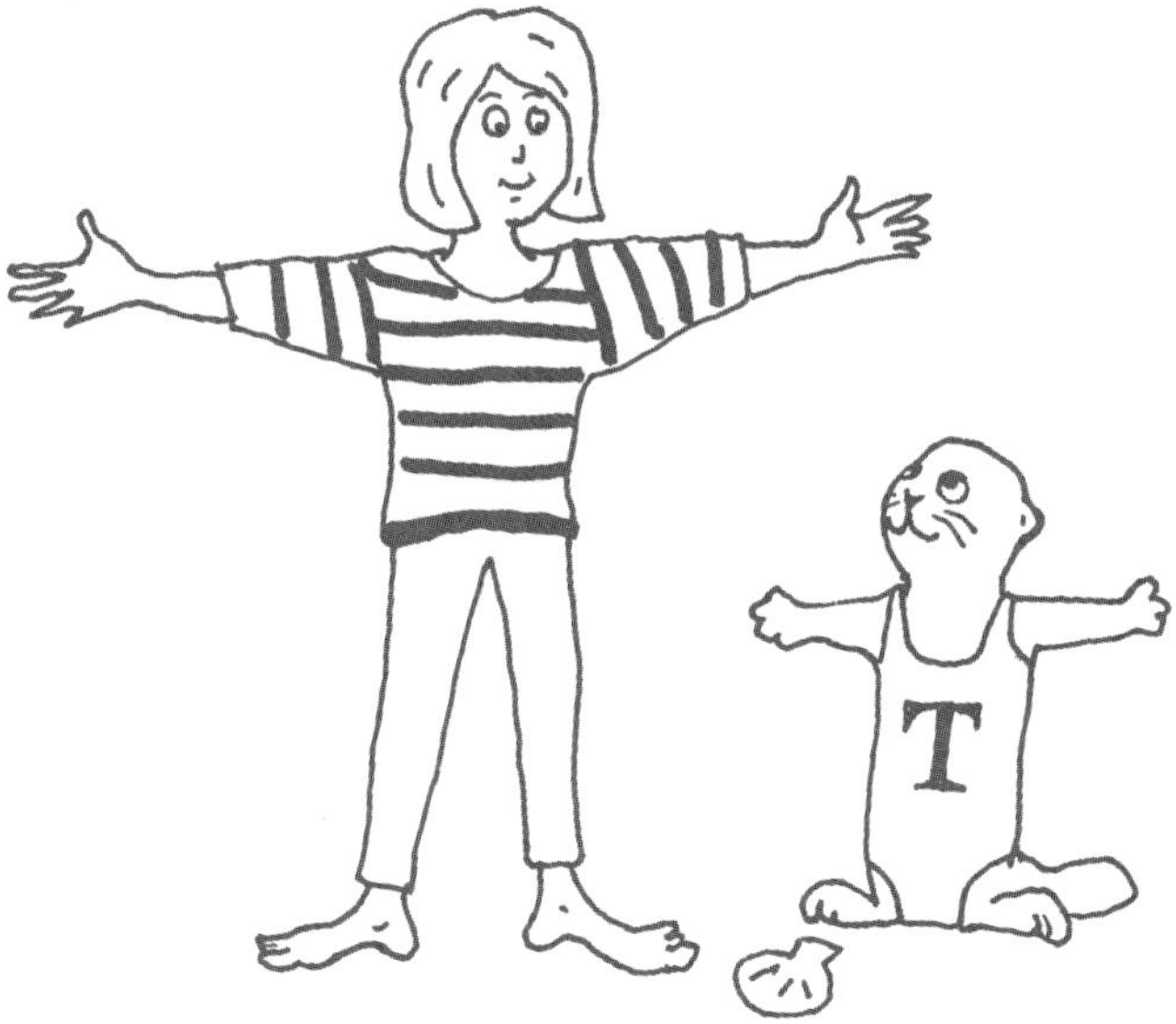

# TRACO開発の経緯

――小林　智

## 1　私たちの被災体験

二〇一一年三月一一日、後に東日本大震災PTG心理・社会支援対策室（以下、PTGグループ）として被災者支援活動に携わったメンバーの多くが仙台市内陸部を生活の拠点としていた。これまでに体験したことのない大きくて長い揺れにより、電気・ガス・水道全てのライフラインが絶たれ、自分の周りでいったい何が起こったのかを確かめることもままならない状況であった。信号機や街灯の明かりはひとつ残らず奪われ、本来の暗さを取り戻した闇夜が人々の不安をかき立てた。翌朝になり今後の避難生活に向けて日用品を求めて街へ出ると、ひび割れし所々大きく陥没した道路、中ほどからグシャリと潰れた建物、スーパーや給水所には数時間待ってもまだ目的地にたどり着けない程の長蛇の列。あの日あの時を境に私たちの生活環境は大きく変わってしまったのだということは一目瞭然だった。

10日ほど経った頃、電気の供給が再開し、私たちは各種映像メディアによって激甚被災地域の凄惨な状況をより生々しい形で知ることになる。凄まじい被害があったことは方々から聞こえてきていたものの、激甚被災地域における地震および津波の凄惨さは、われわれの想像を大きく超えるものであった。筆者らは心理・社会援助プランを構築・実施すべくPTGグループを組織し、現地の方々の協力の下、支援ニーズの聞き取り調査と無料電話相談の案内カード配布のため石巻市内の避難所へと向かった。

## *2* 激甚被災地域での支援活動

二〇一一年三月下旬、石巻市内の様子を実際に目の当たりにしたわれわれは、報道映像を初めて目にしたときをはるかに超える衝撃を受け、その凄まじさに打ちひしがれた。以前そこに在ったはずの海沿いの住宅や商店は痕跡もなく、市街の道路には信号機や電柱、船舶が横たわり、路肩にはたくさんの大破した自動車がうず高く積み上げられていた。元来在るべきものがそこにはなく、在るはずのないものがそれに取って代わっている異様な光景だった。路面には海水とヘドロの混じった固体とも液体ともとれぬ物体がネチャネチャと不快な音をたてながら自動車のタイヤや私たちの靴底を捕らえ、魚の死骸の臭いをまとったベタベタした湿り気のある風が街全体に吹いていた。震災当初の激甚被災地域は、その被害の凄まじさをわれわれの五感全てに対して訴えかけてきているようであった。

地元NPOの協力により、われわれの下には指定避難所や広域避難所だけでなく、みなし避難所などを含む避難所の情報がもたらされ、いくつかのグループに分かれてさまざまな場所で配布活動を行った。できる限り多くの人に言葉をかけて案内カードを渡しながら電話相談について説明し、何かその場で吐き出したいことがあれば誠心誠意話を聞いて対応するということを日が暮れるまで行ったが、避難所や避難民の数は膨大であり仕事の合間を縫っての配布活動には数週間単位の期間を要した。避難所内の様子としては、学校の教室で家族数人に割り当てられる3〜4畳ほどのスペースで肩を寄せ合う者、1階部分に瓦礫や自動車が突っ込んで見るも無残な姿になったスーパーマーケットの屋上で雨風を凌ぐために狭苦しい機械室に身を寄せる者など、それぞれ非常にストレスフルな環境下で避難生活を送っていた。特に指定避難所や広域避難所においては、私たちを含めたさまざまなボランティアスタッフが出入りしていることもあり、独特のせわしなさや落ち着きのなさが漂っていたのを記憶している。

## 3　「こころのケアお断り」から考える

こころのケアを行う者について、新聞に以下のような記事が掲載された（個人や特定の組織名に関する記載を削除した形での引用であることを付記する）。

「こころのケアが避難所で拒否されている」。こんな話を被災地の医師から聞いた。こころのケアチームを統括していた看護師に対し、現場の保健師が「避難所では『こころのケア』と名乗らないで」と言ってきたのだ。「何かご迷惑でも……」。心配して尋ねると、保健師はこう説明してくれた。「こころのケアと掲げる色々なチームが避難所を訪れ、被災者に質問するので、被災者が辟易して、他の避難所に移りたいと言うのです」。（中略）4月に避難所で会った79歳の女性を思い出した。津波で娘を失ったつらさを、「誰でもいいから聞いて、という思いと、そっとしておいて、という気持ちが行き来するの」と訴えていたのだ。（『読売新聞』二〇一一年六月二二日付）

この記事が掲載されたのはわれわれが支援活動を開始してから数カ月後のことであるが、支援活動を開始した当初からわれわれはこうした事態が生じる危険性について無自覚であったわけではない。東日本大震災PTG心理・社会支援対策室の理念として「被災者の自律性とニーズを再優先し、こちらの専門性を押しつけることは禁忌とする」ということをメンバー全体で共有していたし、案内カードを配布する最中に、その避難所において物資の運搬や瓦礫の撤去などが行われていれば、積極的に手伝うなどのことを含めて、心理支援という枠組みに拘泥しない取り組みが重要であると認識していた。

一方で、震災発生から2年余りが経過した頃、このときの取り組みについて「心理的支援を必要としている人に必要とされるケアを提供することはとても重要だと思う。だけど、あんなに悲惨で過酷な状況の中で突然現れた私たちに話を聞いてもらいたいと思う人がどれくらいいるのか。無理に話を聞き出しているわけではないといえ、そっとしておいてほしいときに突如現れる人間に気持ちがかき乱される人がどのくらいいるのか。そういう葛藤を持ちながらずっと避難所を回っていた」と当時の心情を吐露するスタッフもいた。自分の持てる力を使って被災者の役に立ちたいという動機づけも、自分のやっていることを迷惑に感じている人も存在するのではないかという疑念や葛藤も、どちらもあのとき避難所を回ったメンバーにとっては非常に率直でリアリティのある意見であったように思う。こうした問題意識が後にT－RACO（ティーラッコ）と呼ばれるリラクゼーションプログラムを開発するうえでの重要な原動力となった。

## 4 新たな心理支援技法の開発に向けて

以上みてきたように、われわれは心理支援が被災者支援のすべてであると考えているわけでも、すべての被災者に無理矢理に心理支援を行おうとしているわけでもない。しかしながら、然るべきタイミングで心理支援を必要としている人に心理支援を提供するという見地に立って被災直後の激甚被災地域を訪れてみると、提供できる心理支援が非常に限られてしまっているような閉塞感に直面してしまったのである。この経験を契機としてわれわれは新たな心理支援技法の開発の必要性を認識するに至った。われわれは現在進行形で行っている数々の支援活動と並行して、新たな心理支援プログラム開発を目的とした研究チームを組織し、この研究活動に関しては先行研究の参照や実験による効果検証などを含めてじっくりと腰を据えて取り組むこととした。

新潟県中越地震時における精神的健康状態に関する報告の中に、塩入[1]による興味深い報告がある。震災5カ月後の時点で被災者2083名を対象に「震災前」「震災直後」「1週間後」「1カ月後」「調査時点」の5時点における精神的健康についてGHQ12(2)を用いて調査を行っており、被災者がつらさや苦労を他者に話すことと精神的健康状態との関連についても検討されている。統計的有意差検定の結果、これまでに自分自身のつらさや苦労を誰にも話せなかった者は、これまでに誰かに話したことがある者に比べて、震災直後から震災後1カ月後にかけての精神的健康度が有意に低いという結果が得られた。また、被災者が自分自身のつらさや苦労を話した相手ごとの割合についてみてみると、家族・親族・近所の人・震災前からの友人や知人に話した者が大半を占めており、こころのケア活動の担い手である医師・看護師・カウンセラー・ボランティア参加者・行政職員につらさや苦労を話したと回答した者は全体の1〜3パーセントにすぎなかった。

この結果をこれまでのこころのケア活動を最大限肯定するように解釈するならば、「被災者が自身の心中を他者に語る行為は、精神的健康を保つうえで重要な要素の一つであり、わずかながらとはいえこころのケア活動はこのことに寄与している。したがって、この方向性の支援をより一層推進していくべきだ」と捉えることができるかもしれない。一方で、この結果についてより慎重に解釈することもできる。

第一に、つらさや苦労を話した者のほうが話せなかった者よりも精神的に健康であったという点について、この結果は因果関係に言及するものではなく相関関係に言及するものであることに留意しなければならない。つまり、話せなかったから精神的健康度が低くなってしまったのではなく、精神的健康度が低いために他者に自分のことを気軽に話せなかったということが示されている可能性を排除するものではないということである。

第二に、仮につらさや苦労を他者に話すことが精神的健康を向上させるという解釈が正しかったとしても、それは家族をはじめとした身近な人物に話しているからであって、医療関係者やカウンセラー、ボランティアスタッフが同等の機能を発揮できるとは限らないということである。また、身近な者以外が「潜在的には」そのような機能や役割を担えるとしても、塩入[1]の報告においては現状ほとんどその機能や役割を果たせていないという点が浮き彫りにされてしまっているのである。

以上みてきたように、われわれは具体的なデータをもとにつらさや苦労を打ち明けるということの有効性についてさまざまな観点から考察してきた。もちろん、カウンセラーなどによる口話を主たる手段としたつらさや苦しさの傾聴が有効である場面や状況の存在を否定するものではないが、われわれがあのとき現地で感じた閉塞感を打破するためには、他の手段についても準備を整えておくべきであるという認識がこの作業を通じて改まって固まったのであった。

口話を主たる手段とした方法に代わる方法としてわれわれが着目したのは、身体動作を主たる手段とした心理学的援助法であり、これまでにおける大規模災害時の心理支援技法としての実施実績という観点から「ＥＭＤＲ」「ＴＦＴ」「臨床動作法」という三つの治療技法に特に焦点を当ててきた。

## 5　ＥＭＤＲについて

被災体験は被災者に多大な外傷性ストレスをもたらす。岡野[3]によれば、外傷性ストレスと関連する精神障害はＰＴＳＤをはじめとして、解離性同一性障害、その他解離性障害、境界性パーソナリティ障害、自己愛性パーソナリティ障害、回避性パーソナリティ障害、強迫性パーソナリティ障害、社交不安障害、強迫神経症、身体化障害、適応障害、うつ状態やうつ病、パニック障害、摂食障害、行為障害、自傷行為や自殺企図、ヒステリーを列挙している。こうした外傷体験に関連するストレスへの対処法に関してはさまざまな領域で議論がなされているが、中でもシャピロ[4]によって考案されたEMDR（Eye Movement Desensitization and Reprocessing procedure：眼球運動による脱感作と再処理法）はWHOのストレス関連障害への対応のガイドライン[5]においても推奨されており、グレインジャーら[6]をはじめとして自然災害被災者への適応例も数多く報告されていることから、こうした方々への心理支援技法を考えるうえで、効果の実証された方法として決して無視できないほど重要な技法の一つである。二〇一三年にはNHKにおいて二度にわたって特集番組が放映されるなど、本邦での注目度も近年大きな高まりを見せている。また、市井[7]においてはEMDRの具体的な手続きについて、アセスメント、両側性刺激の提示、再処理という大きく三つの行程に分類している（表1）。

EMDRの治療効果はどのように生まれているのだろうか。そうした問題に関連したいくつかの実験的研究がこれまでに行われてきた。フォーリーとスペーツ[8]やラルゴとスペーツ[9]はEMDRにおける眼球運動（両側性刺激）の効果について実験的に検討している。しかしながら、いずれの研究においても両側性刺激はEMDRの治療効果にそれほど影響していないのではないかという示唆が得られている。

前述までにもみてきたように、EMDR療法では眼球運動（両側性刺激の提示）以外にもトラウマティックなイメージに対して肯定的な認知を形成する「再体制化」と呼ばれる認知的手続きを構成要

表1　EMDRの実施手続き（市井, 2012を参考に作成）

| | |
|---|---|
| アセスメント | 否定的出来事を代表するようなイメージ映像を思い浮かべ、それを想起したときに意識される否定的な自己認知を特定する。そのうえで否定的認知の信憑性（validity of cognitions: VOC）や否定的映像や自己認知に伴う否定的感情の強度（subjective unit of disturbance: SUDs）と身体感覚を同定する。 |
| 両側性刺激の提示 | アセスメント段階でターゲットとした否定的出来事を意識に上らせた状態で眼球運動（もしくは、左右交互のリズミカルな触覚刺激・聴覚刺激）による両側性刺激を与える。1セットは約25～30往復であり、時間にして20秒程度となる。 |
| 再処理 | 1セット分の両側性刺激を提示し終わるごとに深呼吸をして頭に浮かんだものを報告してもらう。そして新たに浮かんだものに焦点を当てて改めて両側性刺激を与え、再び深呼吸後に想起されたものを報告してもらうということを繰り返す。その過程で否定的な感情が消え（脱感作）、代わって肯定的認知が生まれて不快な身体感覚が消失するまでこうした手続きを続けていく。 |

素として含んでいる。これまでの研究で示唆されたように、両側性刺激の提示がＥＭＤＲの治療効果に影響していないのだとすれば、この再体制化が治療効果の核を担っている可能性がある。こうした点について、キューサックとスペーツ[10]は認知的手続きが治療効果に及ぼす影響について検討している。治験者を標準的なＥＭＤＲ療法条件と標準的なＥＭＤＲから認知的手続きを除いた療法条件とに分け、その効果の条件間比較を行っている。治療の結果、両条件間に治療効果の差はみられず、認知的手続きについてもＥＭＤＲの治療効果の核を担っているとは考えがたいという示唆が得られている。

それではＥＭＤＲの治療効果はどのように生まれているのだろうか。スペーツとコッホ[11]はこうした一連の実験の結果を通じてＥＭＤＲの治療メカニズムの核は嫌悪刺激（否定的体験イメージや自己認知）への曝露であると考察している。眼球運動や再体制化の過程はそのものが治療的効果を持つのではなく、嫌悪刺激からの逃避行動を抑制する機能を果たすことで間接的に治療の成否に関わっているのではないかという可能性にも言及している。

ＥＭＤＲと曝露法の異同についてはさまざまな議論があるが、それらについての詳説は本稿の目的から外れるため避ける。こうしたＥＭＤＲに関するレビューを通じてわれわれが感じたことというのは、治療に対して内発的に動機づけられており積極的な姿勢で臨むクライエントに対しては絶大な効果を発揮する有効な心理支援技法ではあるものの、被災体験のつらさや苦労をカウンセラーに話すことをためらうなど、嫌悪刺激への曝露に対して回避的である被災者に対して適応するのは困難であるのではないかということであった。すなわち、口話を主とした心理支援を実施しようとした際に直面するジレンマと同様のジレンマに直面するのではないかという懸念を拭いきれなかったのである。水島[12]によれば、本人が望んでいるわけでもないときに、不用意に外傷体験について想起させたり話させることは、ストレス症状の軽快を阻害する危険因子にもなり得るだけでなく、新たな心的外傷すら生みかねないということが指摘されている。つまり、こうした問題はわれわれが葛藤を感じているというような支援者側の内部に閉じた話ではなく、被災者に新たな問題を生みかねない危険性を孕んでいるのである。

## *6* 臨床動作法とＴＦＴについて

ＥＭＤＲと比べてより身体への働きかけの比重が大きい心理支援技法としては、臨床動作法とＴＦＴ（Thought Field Therapy：思考場療法）が代表的なものとして挙げられる。臨床動作法とは、脳性麻痺児をはじめとする動作不自由のある人の動作改善を目的として開発された訓練法（動作法）を基礎に、心理療法を目的として動作法を用いる行為に与えられた名称である。[13] 動作療法は動作不良者への動作支援を出発点とし、その後の研究・実践の積み重ねの中で、動作に問題のない人においてもその人が抱える心理的問題が動作法によって改善されることがわかり、心理療法や援助法として動作法が用いられるようになった。[14] そして、一般の人や災害にあった人への心理的健康の維持・増進や児童生徒へのストレスマネージメント教育などのさまざまな場面で動作法が適用されるようになり、心理療法を含む援助法として動作法を用いる場合を臨床動作法と呼ぶ。[13] 臨床動作法の治療メカニズムについて、鶴[14]は、動作訓練を通して自分のからだの感じ（自体感）をより良い方向に変え、からだのコントロール感をより確かなものにしていくプロセスのなかで、安定感を得て自分を生かしながら生きていく構えを築いていくとしている。

わが国における災害時の心理支援技法としての活用も多く、その効果が示されている。たとえば、富永[15]らは、阪神・淡路大震災における避難所への支援として臨床動作法を用いて、その有効性を報告している。また、織田島[16]らでは、平成一六年に発生した新潟県の豪雨水害と中越大地震の災害支援として臨床動作法を教育現場で使用し、効果的な援助ができたとしている。

ＴＦＴとは、一九七〇年代にキャラハンが自身の心理臨床経験から経路（ツボ）に関心を持ち始めたのが契機となって、今日まで発展してきた心理療法であり、鍼灸の診断技術を応用した経路へのタッピングにより、薬剤や通常の心理療法で効果がみられなかった恐怖症やＰＴＳＤ、不安、抑うつなどの症例に対して、短時間での症状の消失を報告する研究も存在する。[17][18] ＴＦＴの実施によってもたらされるメリットについて米沢[19]では、①方法が簡単であるためセルフケアとして使える、②5〜15分の短時間で恐怖感やフラッシュバックなどが劇的に改善する、③再発が少ない、ことを挙げている。

外傷性ストレスの治療において、臨床動作法とTFTは外傷体験に関する記憶やイメージといった嫌悪刺激への接近を必要としていないという点が特徴的である。EMDRや曝露法と臨床動作法やTFTの効果をメタ分析などによって検討する研究は見当たらないため確たる比較はできないが、臨床動作法とTFTは外傷性ストレスに焦点化した方法ではないため、EMDRや曝露法にやや分があるかもしれない。しかしながら、「侵襲性が低く導入しやすい」「外傷体験の聴取や認知的再体制化といった口話によるコミュニケーションではなく、動作を主たる方法としているため行程を構造化しやすい」「比較的短時間のうちに実施可能である」「外傷性ストレスへの効果が研究により確認されている」という点は、大規模災害時における最適な心理支援法を検討するわれわれにとって大きなメリットとして映った。

## 7　既存の心理支援技法の三つのミスマッチ

当然のことながら、新たな心理支援技法の考案にあたって既存の方法を取り入れていくにせよ、われわれのオリジナルな治療要素を考案して取り入れるにせよ、それは被災者の直面している困難や実情に沿ったものである必要がある。われわれは被災地の実情と既存の心理支援技法との間に多少なりとも存在しているミスマッチを鑑みて、克服すべき課題について大きく以下の3点に整理した。

第一に、被災地における人的・物理的な制約に左右されずに実施可能な支援技法であるという点である。内閣府の発表によると東日本大震災による避難者は震災後一週間以内にピークを迎え、その数40万人超に上ると報告されており、すべての者が心理的支援を必要としているとは限らないとしても、死者・行方不明者の親族や友人といった関係者までを含めれば、精神的に強度のストレスに曝された者の数は膨大な数であることは想像に難くない。対して、日本臨床心理士会調べによる二〇一三年時点での臨床心理士の有資格者は2万4980名、厚生労働省発表による二〇一二年時点での精神科医・心療内科医の合計は1万5580名であり、こころのケアの専門家と呼ばれる者だけで広範囲に継続的な支援を行うためにはただでさえ人的資源が圧倒的に不足しているのが現状である。これまでにレビューしてきた既存の心理支援技法の多くは、施行者が熟練した専門家であることが求められており、こうした状況が人的資源の不足に拍車をかけているとも考えられる。したがって、新たな支援技法はこうした人的制約の少ないものであることが求められるだろう。加えて、被災地では先述の人的資源の問題だけでなく、避難所などの特殊な物理的制約がはたらくことも考慮しなければならない。プライバシーが守られた相談室のような場所を確保することは困難であり、また、大がかりな器具を持ち込めるほどの十分なスペースを確保することも困難であることを念頭に置かなければならない。

第二に、個人の状態の向上だけでなく、コミュニティの再建という点にも焦点を当てなければならないということである。二〇一二年の山田[20]の報告によれば、宮城県では県外居住者を含めておよそ3万2000人の被災者が元のコミュニティから離れて仮住まいの状況にあり、かつて同じ地域で居住していた住民たちの多くは分散して暮らすことを余儀なくされた。こうした人々にとっては、元のコミュニティの住民とのつながりが断たれるだけでなく、新たなコミュニティにおいて他者とのつながりを一から築き上げるという大きな負担がのしかかることになる。川瀬[21]は、阪神・淡路大震災の際に仮設住宅での「孤独死」が相次いだことや、被災者の孤立がメンタルヘルス上に悪影響を及ぼすことを指摘しており、地域コミュニティの再建にかかる問題は被災者支援という枠組みにおいて看過できない重大な問題である。そこでわれわれは、プログラムを実施することで個人の精神状態が向上するだけでなく、そのコミュニティにおける人々のコミュニケーションを促進し、コミュニティの自助能力を育むようなプログラムを開発することを第二の目的とする。

第三の課題として、深刻な悩みを抱えながらもスティグマや支援者とのラポール未形成といった問題により来談できずにいる被災者に対して、どのようにしてより継続的・専門的な支援を提供するかという問題が挙げられる。板倉[22]の報告では、臨床心理士がカウンセリングやメンタルヘルスケアの必要性を強調するだけでは、住民の強い抵抗感をかうことがあるということが指摘されている。現状では被災地支援においてこころの健康の問題への十分なアウトリーチが行われていないという、こころの健康政策構想実現会議の提言[23]を鑑みても、心理の専門家をいかに認知してもらいどのようにして被災者の抵抗感を生まない形でより細かなケアにつなげていくかということは重要な問題である。そのため新たな支援技法には、プログラムの実施を通して心理士などへの抵抗感を低減し、ラポールの形成につながるような役割を果たすことが求められている。

われわれは以上三つの課題を克服するため、本稿でレビューしてきた既存の心理学的支援法（特に臨床動作法やＴＦＴといった身体動作を主たる手段とする援助法）を参考として、新たな心理学的援助プログラムの開発に取り組み、効果の検証を重ねてきた。次稿では、われわれが新たに開発した心理支援技法であるＴ－ＲＡＣＯ（ティーラッコ）の具体的な実施方法とその効果検討の結果について詳説する。



## 文献


（1）塩入俊樹（二〇一〇）災害時のこころのケア：新潟県中越地震の経験を通して『精神経誌』１１２　五二一〜五二九頁

（2）Goldberg, D.（1972）The detection of psychiatric illness by questionaire: A technique for the identification and assessment of non-psychiatric illness. *Maudsley Monographs, 21*. Oxford University Press.

（3）岡野憲一郎（二〇〇九）『新外傷性精神障害：トラウマ理論を越えて』岩崎学術出版社

（4）Shapiro, F. (1991) Eye movement desensitization and reprocessing procedure: From EMD to EMD/R -A new treatment model for anxiety and related trauma. *Behavior Therapist, 14*, 133-135.

（5）World Health Organization（2013）*Guidelines for the management of conditions specifically related to stress*. Geneva: WHO.

（6）Grainger, R.D., Levin, C., Allen-Byrd, L., Doctor, R.M. & Lee, H.（1997）An empirical evaluation of eye movement desensitization and reprocessing（EMDR）with survivors of a natural disaster. *Journal of Traumatic Stress, 10*, 665-671.

（7）市井雅哉（二〇一二）ＥＭＤＲ：ＰＴＳＤに効果的な心理療法『心身医学』52　八一九〜八二七頁

（8）Foley, T. & Spates, C.R.（1995）Eye movement desensitization of public-speaking anxiety: A partial dismantling. *Journal of Behavior Therapy & Experimental Psychiatry, 26*, 321-329.

（9）Largo. L. & Spates, C.R.（2002）The effects of writing therapy in comparison to EMD/R on traumatic stress: The relations hip between hypnotizability and client expectancy to outcome. *Professional Psychology Research & Practice, 33*, 581-586.

(10) Cusack, K. & Spates, C.R.（1999）The cognitive dismantling of eye movement desensitization and reprocessing（EMDR）treatment of posttraumatic disorder（PTSD）. *Journal of Anxiety Disorders, 13*, 87-99.

(11) Spates, C.R. & Koch, E.I. (2003) From eye movement desensitization and reprocessing to exposure therapy: A review of the evidence for shared mechanisms. *Japanese Journal of Behavior Analysis, 18*, 3-18.

(12) 水島広子（二〇一一）『正しく知る心的外傷・ＰＴＳＤ：正しい理解でつながりを取り戻す』技術評論社

(13) 成瀬悟策（編）（一九九二）『臨床動作法の理論と治療（現代のエスプリ別冊）』至文堂

(14) 鶴光代（二〇〇七）『臨床動作法への招待』金剛出版

(15) 冨永良喜・三好敏之・中野弘治（一九九五）からだは語る・からだに語る／阪神淡路大震災：動作法による被災者の心のケア実践報告．『リハビリテーション心理学研究』21　五七〜九五頁

(16) 織田島純子・吉澤美弥子・大原薫（二〇〇六）災害支援における臨床動作法の有効性(1)：教育現場における「こころのケア」としての臨床動作法の活用．『臨床動作学研究』12　一〜一〇頁

(17) Challahan, R.J. & Trubo, R. (2000) *Tapping the healer within: Using thought field therapy to instantly conquer your fears, anxieties, and emotional distress.* Contemporary Books.［R．J．キャラハン／穂積由利子（訳）（二〇〇一）『ＴＦＴ「思考場」療法入門：タッピングで不安、うつ、恐怖症を取り除く』春秋社］

(18) 藤本昌樹（二〇〇三）思考場療法（ＴＦＴ）の教育臨床場面への応用：2事例の恐怖症における活用から．『臨床心理学』3　三六二〜三七三頁

(19) 米沢宏（二〇〇〇）トラウマに対するＴＦＴ（思考場療法）の活用．『アディクションと家族』17　六九〜七八頁

(20) 山田晴義（二〇一二）東日本大震災の被災地域におけるコミュニティ再生に向けての課題：ＮＰＯ法人ローカル・グランドデザイン　http://www.npolgd.org/data/report_20120207.pdf

(21) 川瀬隆千（二〇〇八）仮設住宅で生活する被災者の現状と課題：宮崎県における２００５年の台風14号被災者に関する継続調査．『宮崎公立大学人文学部紀要』15　八一～九六頁

(22) 板倉憲政（二〇一二）被災地における現地基幹大学・臨床心理研究室の役割：第３回ＮＰＯや住民と連携して行う仮設住宅への心理支援．産学官連携ジャーナル　http://sangakukan.jp/journal/journal_contents/2012/06/articles/1206-10/1206-10_article.html

(23) こころの健康政策構想実現会議（二〇一一）「こころの健康政策構想実現会議」東北関東大震災からの復興に向けた緊急提言：東北関東大震災からの復興を支える「包括型地域生活支援アウトリーチセンター」を．　http://www.cocoroseisaku.org/pdf/suishinnewsgougai2.pdf

# T－RACOの実践手続きと効果検討

―― 三道なぎさ

## 1　はじめに

本稿では、東北大学大学院教育学研究科の「PTG（Post Traumatic Growth）リサーチ・シックス」という研究プロジェクト（以下、PTGグループ）を中心に、被災者支援を目的に作成されたリラクゼーションプログラムであるT－RACO（Tohoku University Ver. Relaxation And Communication Program）の詳しい手続きや実施する際のポイントを紹介し、読者が「誰でも、どこでも、何もなくとも」すぐに活用できるようにするのが目的である。また、本稿の後半で、T－RACOの効果に関する研究についても紹介する。

## 2　T－RACOの実践手続き

**●導　入**

ここでは、T－RACOの動機づけ、およびこれから行う運動について簡単に説明する。このとき、「T－RACO実施手順」（本書176～177頁）のようなパンフレットを参加者に配布すると、内容が視覚化され、より伝わりやすくなる。また、T－RACOの進め方については、進行役の具体的な説明の仕方などをコンパクトにまとめた「T－RACO実施マニュアル」を参照してほしい（本書178～179頁）。

導入での説明は、「今日これから皆さんにやってもらうのは、簡単な動きで体の力を少し抜いたりして、リラックスできるような軽い運動です。難しい動きや激しい運動ではないので、軽い気持ちで参加してみてください。ペアで行ってもらうものが多いのですが、一人でやるリラクゼーションとはまた違う、良い効果があるといわれています」など、この程度でかまわない。

**●今の気分の確認**

ここでは、現在の心身の状態を参加者自身に安全に把握させることを目的として、三谷[1]の逆説的質問を参考に考案した、パラドックス・スケールを使用する。たとえば、「初めに、今の気分を確認したいと思います。ちょっと変わった測り方なのですが、元気がないなぁ、ちょっと疲れてるなぁという人ほど、手を大きく広げてください。今は元気だよっていう人は、手をちょっとだけ広げてみてください。では、『せーの』で一緒にやってみましょう」などと説明する。このように、パラドックス・スケールでは、元気がないほど手を大きく広げるというように意図的に逆説にしている。三谷[1]では、「あなたの元気のなさはどれくらい？」という質問に答える場合、回答者は元気がないほど両手をいっぱいに伸ばすことになる、すなわち、元気のない人ほど大きくストレッチすることになるため、どんどん元気になってしまうとしている。加えて、三谷[1]は、この元気のなさを尋ねる逆説的質問の効果に関して実験的検討を行っている。その結果、逆説的質問後、対象者の「抑うつ不安」「敵意」などのネガティブな感情は低下する一方で、逆に「ゆったりとした」などの快の感情は高まることが示され、逆説的質問は情報のやりとりだけで「元気が出てくる」という感情変容がもたらされると報告されている。以上より、T－RACOにおける気分の確認では、参加者が自身の気分について確認することで何らかの心理的症状が悪化することがないよう、参加者に負担がかからない安全な測定方法としてパラドックス・スケールを考案した。なお、パラドックス・スケールはリラクゼーション実施後も行い、参加者に変化を実感させる。

**●準備運動**

ここでは、10秒呼吸法を実施し、リラクゼーションに入りやすい状態を作ることを目的とする。たとえば、「まず姿勢を楽にしてください。差し支えなければ目を閉じてください。10秒間の深呼吸をしていきましょう。1、2、3で鼻から吸って、4で一旦止めて、5、6、7、8、9、10で口からゆっくり息を吐いていきます」などと説明する。10秒呼吸法の前後で、手足をぶらぶらさせたり、肩の上げ下げなどの簡単なほぐし動作を入れてもよい。

**●ペア作り**

リラクゼーションを行う前に、参加者同士で2人1組のペアを作ってもらう。T－RACOは身体接触のあるプログラムであるため、ペアを組む際はできるだけ同性同士となるよう、進行役が人数調整などのフォローを行うとよい。ここで、T－RACOグループがよく使用する、大人数を対象にペア作りをする際の簡単な方法を紹介する。それは、参加者を全員立たせ、ペアができたところから、座ってもらうという方法である。この方法を使うと、ペアを組んでいない参加者が一目でわかるため、進行役のフォローがしやすい。ペアができたら、初めに軽く自己紹介とあいさつの時間を設ける。

**●「ふれあいタッチ」のワーク**

導入として、「これからするのは、ふれあいタッチといって、背中や肩のマッサージをする運動です」「2人1組ができたら、まず、最初に『タッチする人』と『タッチされる人』どっちを先にするかを決めてください。これは、後から役割を交代してもう一度します。ジャンケンでも何でもいいです。決まったら、『タッチされる人』が前に、『タッチする人』が後ろに座って、前後に座ってください」などと説明し、ふれあいタッチがしやすい座り方を指示する（この際、イスの背もたれはないほうが実施しやすい）。

次に、「タッチする人は、まず座っている人の背中のこのあたりに手を置いて、『これから始めますよ』という合図を送ってください」と説明してから、ふれあいタッチを開始する。ふれあいタッチは、両手を軽く広げ、指の腹で軽く弾ませるように、肩や首、背中などを優しくタッチしていく。タッチする場所、強さ、速さについては、個人差が大きいため、タッチする人がタッチされる人に聞きながら調整していくようにすると、同時にペア間のコミュニケーションも促進されていく。3分程度行ったら、役割を交代させる。

**●「肩ほぐし運動」のワーク**

導入として、「今度は、肩にたまっている疲れをほぐしてあげる運動をしていきます。これも2人1組のペアで行います。一人はイスに座って、もう一人はその後ろに立って補助をしてもらいます」などと説明する。座っている人の肩ほぐし運動は、次の4点をポイントとする。①息を吸うときに筋肉に力を入れる、②息を吐くときに力を緩めて、リラックスした心地良い感覚を味わうような気持ちで行う、③筋肉に力を入れたときは、力を入れすぎず6〜7割程度の力を入れる、④筋肉に力を入れたときと抜いたときの感覚の違いを比べながら進める。[2]

実施する際には、「まず、座っている人は、ゆっくりと息を吸いながら肩の力を入れていき、大きく息を吐くときに力を抜いていきましょう。吐いた瞬間に肩をストンと落とし、その後はゆっくりと息を吐き切りながら、息と一緒に力が抜けていく感じをイメージします」などと動作の説明をするとよい。次に、立っている人（補助役）に対して、「立っている人は座っている人の肩の横あたりに『ピターッ』と手を添えてください。パートナーが力を入れたとき、特に力が入って硬くなっている部分を探して、掌を当ててください。パートナーが息を吐いて、パートナーの肩の力が抜けてきているのを感じたら、力が抜けていくのに合わせて自分の掌を『フワーッ』と浮かせていきましょう」などと説明する。

肩ほぐし運動の補助の仕方については、次の3点がポイントとなる。①補助役の掌の当て方や触れ方は、座っている人が安心できるように「やわらかくかつしっかりと（ピターッ）」、②座っている人の体から掌を離す際は、補助役が掌や腕の力をゆっくり緩めていく（フワーッ）、③補助役がゆっくり力を緩めたときに座っている人は、肩のあたりにフワーッと広がる感じや温かくなってくる感じを体験する、このようなグッドな感じは補助役の掌に伝わり、補助役自身も手を通して同じような体験をすることができる[3]。肩ほぐし運動は2～3回行ったら、役割を交代して2～3回行う。

なお、ふれあいタッチおよび肩ほぐし運動を行う際、進行役は参加者の近くに行って、「そうそう」「いいですね」「すごく上手ですね」などの肯定的な声掛け[4]や、うなずき、適度なアイコンタクト、微笑みなどの受容的態度[5]をとることで、参加者とのラポール関係が促進されるため、積極的に取り入れてほしい。

**●クールダウンの運動**

10秒呼吸法と簡単なほぐし動作（肩の上げ下げ、手足をぶらぶらさせるなど）をする。

**●今の気分の確認**

T－RACO実施後の心身の状態を把握するため、「それでは、最初にやったのと同じように、手を広げて今の自分の状態を確認しましょう。元気のないなぁ、ちょっと疲れてるなぁという人ほど、手を大きく広げてください。今は元気だよっていう人は、手をちょっとだけ広げてみてください。では、せーので一緒にやってみましょう」と言って、パラドックス・スケールを行う。

**●シェアリング**

時間がある場合には、T－RACOをやってみた感想などについてグループごとにシェアリングを行ってもよい。

**●まとめの言葉**

「これで運動は終わりです。皆さんいかがだったでしょうか。『これいいなぁ、気持ちいいなぁ』と思った運動などがあったら、お家に帰ってから夫婦や親子で、それからお友だちなんかともぜひやってみてください。この運動は、ふつうの体操と違って、誰かと一緒にやることで、コミュニケーションが促進され、自然に笑顔が増えていくという良い効果もあります。また繰り返しやると、より効果が持続するといわれています」などとT－RACOの効果を伝え、参加者が「また、やってみたいなぁ」と思えるような動機づけができるとよい。

## 3　T－RACOの効果検討

T－RACOを実践していくうえで、三道ら[6]ではT－RACOの心理的効果について検討を行っている。本稿では、三道らのデータをもとに再分析した結果を示す。

### ●方　法

①実験参加者

実験参加者は、大学生およびメンタルヘルスに関する講習に参加した20～60代の男女183名（平均年齢32.75歳、SD＝13.37　男性61名／女性122名）であった。本研究は、大学における心理学関連の講義内、および公立学校の教員を対象としたメンタルヘルスの講習会を利用して実施された。

②質問紙の構成

不快気分を測定する尺度として、『一時的気分尺度[7][8]』を用いた。この尺度は、「緊張」「抑うつ」「怒り」「混乱」「疲労」「活気」の6因子から構成される18項目5件法。各因子は得点が高いほど、それぞれの気分が高いことを示している。

ペアの相手、およびT－RACOの進行役に対する印象を測定するため、『他者知覚尺度[9]』を用いた。この尺度は、「ポジティブな－ネガティブな」「快適な－快適でない」などの形容詞対で構成される9

項目6件法。得点が高いほど、印象が肯定的であることを示す。

ペア間の会話満足度を測定するため、『会話満足度尺度』[10]を使用した。この尺度は、「協力的に会話が進んだ」「相互に興味を持って会話ができた」などの3項目8件法で、得点が高いほど会話満足度が高いことを示す。なお、これら三つの尺度はプログラム実施前後で測定された。

③実験手続き

初めに、T－RACOへの参加やアンケートへの協力は強制ではなく、任意かつ匿名であることが参加者に伝えられた。まず、参加者に二人組みを作ってもらい、ペアごとに自己紹介をさせた後、質問紙Ⅰに回答を求めた。次にプログラムを実施し、プログラム終了後、ペアごとにリラクゼーションプログラムに関するシェアリングをさせ、質問紙Ⅱに記入を求めた（質問紙ⅠおよびⅡは同じ尺度を測定）。

T－RACOの進行役は、臨床心理学を専攻する大学院生3名（男性1名、女性1名）が務め、どちらの進行役もリラクゼーションに関する専門的訓練を継続的に受けた経験はなかった。

## ●結果と考察

T－RACOの心理的効果を検討するため、「一時的気分」「ペアの相手への印象」「ペア間の会話満足度」「進行役への印象」について、T－RACO実施前の得点を独立変数、実施後の得点を従属変数とするt検定を行った。各変数の実施前後における平均値は図1、図2に示す。

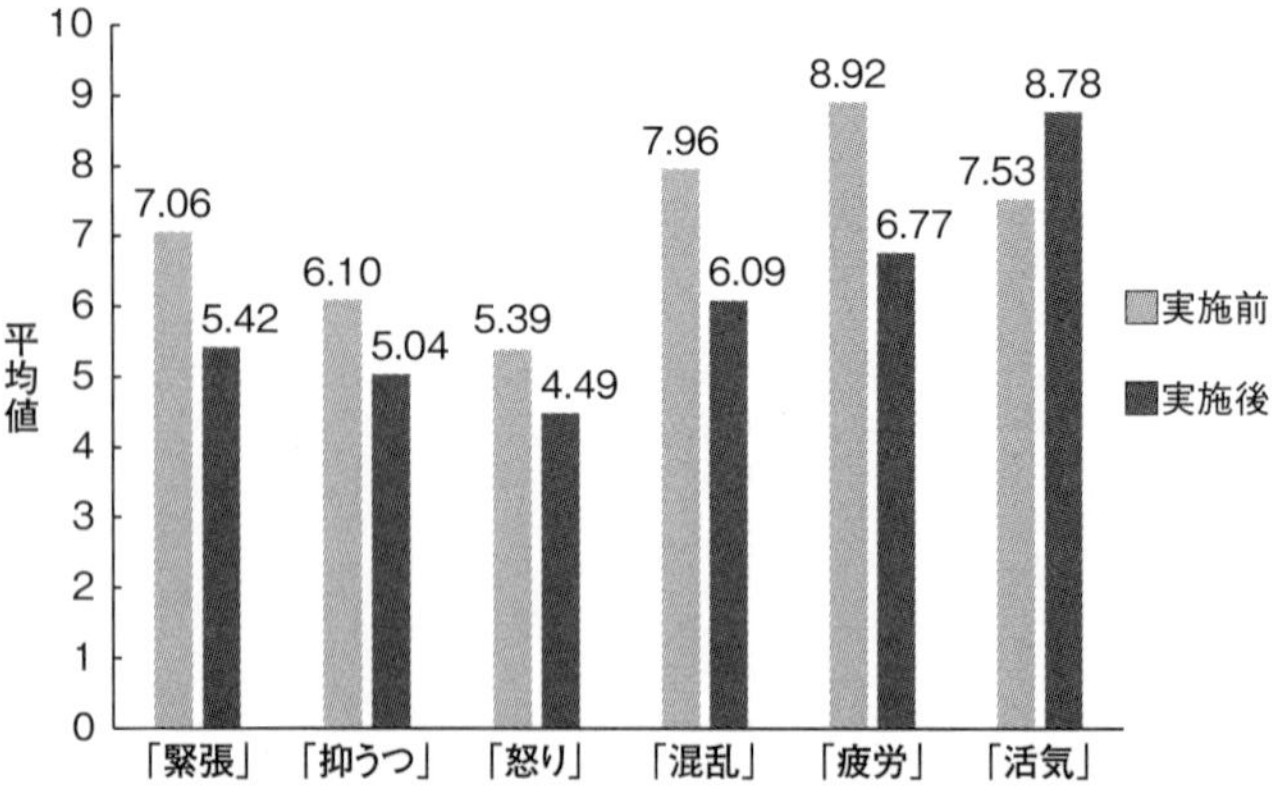


図1　T-RACO実施前後における「一時的気分」の平均値

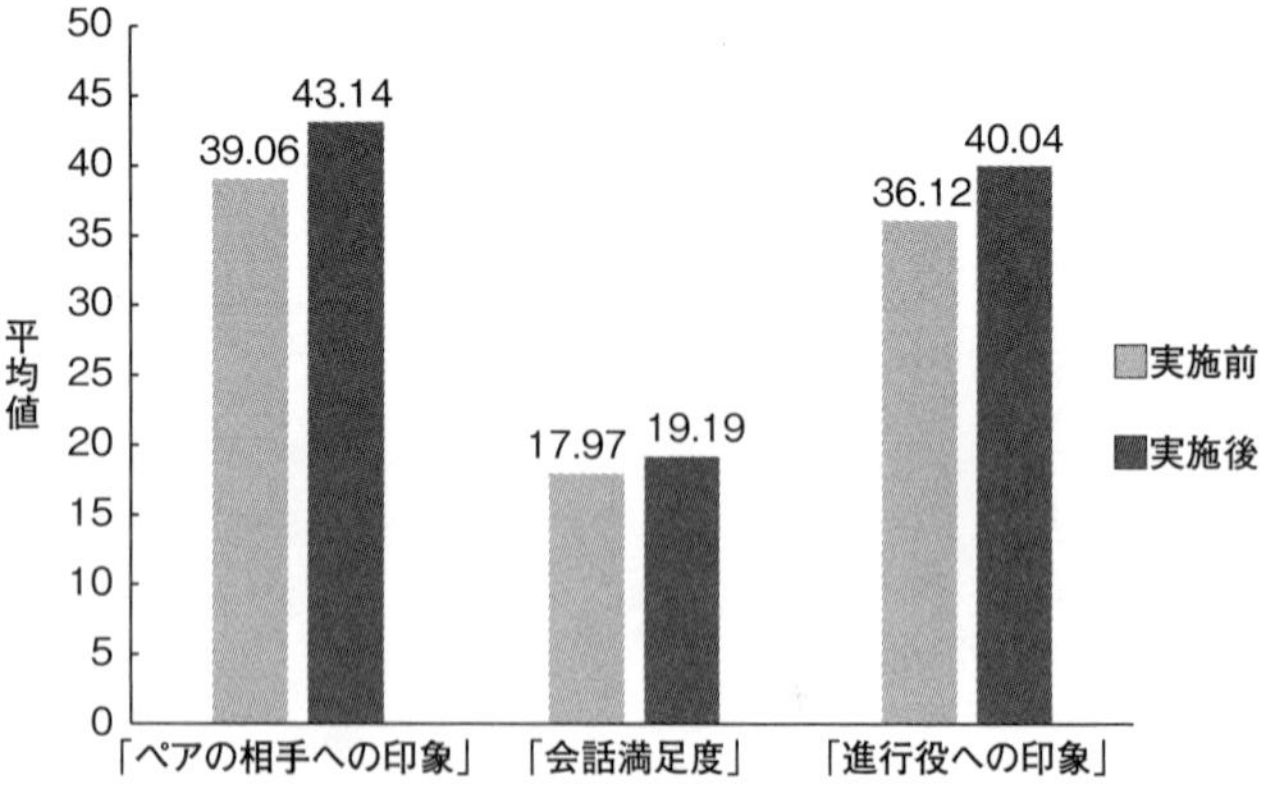


図2　各プログラム実施前後における「ペアの相手への印象」の平均値

ｔ検定の結果、Ｔ－ＲＡＣＯ実施前と比較して、実施後では、「一時的気分」を構成するすべての因子において有意な差が認められた（$p<.01$）。したがって、Ｔ－ＲＡＣＯ実施後、「緊張」「抑うつ」「怒

り」「混乱」「疲労」は有意に低減し、「活気」は有意に増加することが示された。また、「ペアの相手に対する印象」「ペア間の会話満足度」「進行役への印象」についてT−RACO実施前後で比較した結果、すべての変数において有意な差がみられた（$p < .01$）。したがって、T−RACOを実施することで、ペアを組んだ相手に対する印象は肯定的になって、会話満足度も増加することが示された。また、T−RACO実施後、進行役に対する印象も肯定的になることが示された。以上より、T−RACO実施による気分改善効果、ペアの相手への肯定的印象促進効果、ペア間の会話満足度の増加効果、リラクゼーションプログラムの進行役への肯定的印象促進効果などのさまざまな肯定的効果を持つことが示された。まず、T−RACOに気分改善効果が認められたことから、リラクゼーションプログラムの大前提となる、ストレス反応の緩和に効果を持つことが示唆された。

次に、T−RACOを開発する際に最も重視されたコミュニケーション促進効果についても認められた。川瀬[11]は仮設住宅に住む被災者を対象にした調査を実施した結果、被災後半年の時点で、仮設住宅において「交流の場がない」と回答した者は全体の37パーセントであったと報告し、被災者の「孤立」は精神面に悪影響を及ぼす可能性から、被災者が気軽に交流できる機会やコミュニティの形成を支援することの重要性を指摘している。これより、被災地において、新しいコミュニティを築いていくうえで課題の一つとなる被災者同士の交流促進の足掛かりとして、T−RACOを用いた支援が有効である可能性が示唆された。

長谷川・若島[12]によれば、震災後、全国から集まったボランティア団体による「こころの支援者」によって混乱が生じ、ある避難所では「こころの支援お断り」という趣旨の貼り紙が張り出されたことを報告している。また、阿部ら[13]は、新潟県中越地震において行われたこころのケア活動について報告し、災害時にこころのケア活動を行う際、被災者に直接会って精神状態を問うことはナンセンスであると指摘している。したがって、被災地において専門家が心理支援を行う際はラポール形成などのさまざまな問題に注意を払う必要があると考えられるが、T‐RACOによりプログラム進行役への肯定的印象効果が示されたことから、心理支援を行う際のラポール関係の構築にT‐RACOが寄与する可能性も考えられるだろう。

## 付記

東日本大震災発生後、東北大学大学院教育学研究科臨床心理研究コース内では、『PTG（Posttraumatic Growth）リサーチ・シックス』という研究プロジェクトが開始されました。本研究は、この研究プロジェクトの中の一つによるものです。なお、調査の一部において、日本臨床心理士養成大学院協議会と東日本大震災PTG活動基金の助成を得たことを記し、感謝いたします。

## 文献

(1) 三谷聖也（二〇一〇）逆説的コミュニケーション．長谷川啓三（編著）『解決志向介護コミュニケーション：短期療法で家族を変える』誠信書房

(2) 近藤由香・小板橋喜久代・金子有紀子・小林しのぶ（二〇一一）簡易版漸進的筋弛緩法の作成とがん患者への介入の効果．『日本看護研究学会雑誌』34　八七～九三頁

(3) 今野義孝（一九九四）動作法における「とけあう体験」の援助(1)：基本的な枠組みと方法論．『文教大学教育学部紀要』28　六

九～八一頁
(4) 吉川吉美（二〇〇九）臨床動作法における工夫．乾吉佑・宮田敬一（編）『心理療法がうまくいくための工夫』金剛出版
(5) 永野ひろ子（二〇〇四）看護におけるコミュニケーション技術向上のためのカウンセリング的アプローチ：共感的理解によるラポール形成の試み．『静岡県立大学短期大学部研究紀要』18　六一～六八頁
(6) 三道なぎさ・小林智・赤木麻衣・野平靖子・栗田裕生・若島孔文・長谷川啓三（二〇一三）被災者支援プログラム（T－RACO）の開発と効果の検討．『東北大学大学院教育学研究科研究年報』61　九七～一一一頁
(7) 徳田完二（二〇〇九）一時的気分尺度を用いて比較したイメージ呼吸法と筋弛緩法．『立命館人間科学研究』18　一～一二頁
(8) 徳田完二（二〇一一）一時的気分尺度（TMS）の妥当性．『立命館人間科学研究』22　一～六頁
(9) Coyne, J.C. (1976) Depression and the response of others. *Journal of Abnormal Psychology*, 85, 186-193.
(10) 磯友輝子・木村昌紀・桜木亜季子・大坊郁夫（二〇〇三）発話中のうなずきが印象形成に及ぼす影響：3者間会話場面における非言語行動の果たす役割（ノンバーバルコミュニケーション及び一般）電子情報通信学会技術研究報告．『HCS　ヒューマンコミュニケーション基礎』103　三一～三六頁
(11) 川瀬隆千（二〇〇八）仮設住宅で生活する被災者の現状と課題：宮崎県における2005年の台風14号被災者に関する継続調査．『宮崎公立大学人文学部紀要』15　八一～九六頁
(12) 長谷川啓三・若島孔文（二〇一二）喪失と家族の再生に向けて：システム論の有効性と災害支援．日本家族心理学会（編）『災害支援と家族再生（家族心理学年報30）』金子書房　一七～二三頁
(13) 阿部亮・本間寛子・染矢俊幸（二〇〇九）災害復興時のメンタルヘルスケア（特集「復興災害」はなくせるか）．『都市問題』100　五四～六一頁

## ステップ4　肩ほぐし運動をしよう

①1人はイスに座って、もう1人はその後ろに立ちます。
②立っている人は、座っている人の肩の横のあたりに手を添えます。
③座っている人は、息を吸いながら、腕から肩にかけて力をぐっと入れます。
　◎立っている人は、特にかたくなっている所に手をあてます。
④座っている人は、大きく息を吐きながら力を抜きます。
　◎力を抜くときは、大きく息を吐きましょう。
　◎立っている人は、力を抜くときはふわっと手を離すのがコツです。
　◎2、3回繰り返してみましょう。

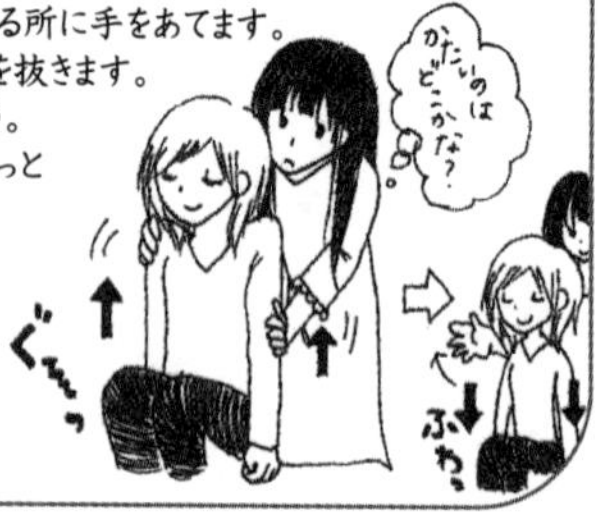
かたいのはどこかな？
ぐぐ〜っ
ふわっ

④役割を交代してやってみましょう♪

## ステップ5　クールダウンをしよう

①イスに腰掛けて、肩の力を抜きます。
②背筋を伸ばして、3つ数えながら息を吸って、4で息を止め、6つ数えながらゆっくりと息を吐きます。
③手足をブラブラとさせて、ゆったりしましょう。

## ステップ6　もう一度気分を確認して、おわりのあいさつをしましょう

①最初にやったのと同じように、今の気分を手を広げて表現してみましょう。
　◎疲れてるな、元気がないな、と思う場合は手を大きく。
　◎今は元気だな、と思う場合は手を小さく。

②ペアになった相手にお礼を言いましょう♪

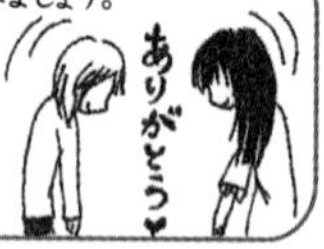
ありがとう♥

「これいいなぁ、気持ちいいなぁ」と思った運動があったら、お家に帰ってからご家族やお友だちともぜひやってみてください。繰り返しやると効果が持続します♪

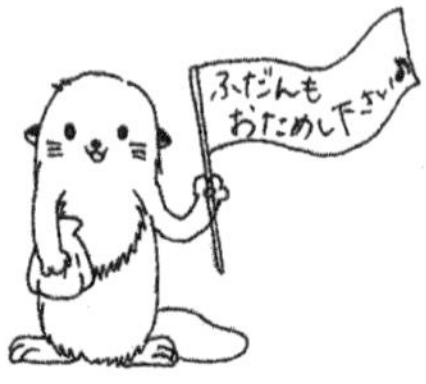
ふだんも
おためし下さい

## ■T-RACO実施手順

### 東北大式　リラクゼーション&コミュニケーションプログラム

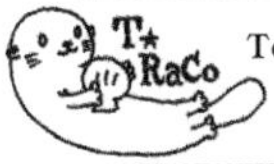


Tohoku university ver. Relaxation and Communication Program

**ステップ1　今の気分を確認しましょう**

①今の気分を手を広げて表現してみましょう。
◎疲れてるな、元気がないな、と思う場合は手を大きく。
◎今は元気だな、と思う場合は手を小さく。

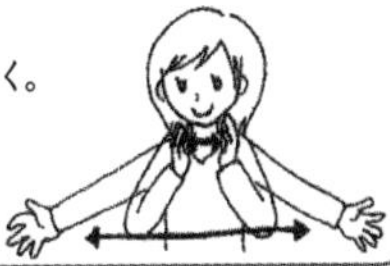

**ステップ2　準備体操をしましょう**

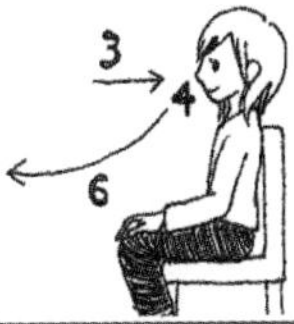


①イスに腰掛けて、肩の力を抜きます。
②背筋を伸ばして、3つ数えながら息を吸って、
4で息を止め、6つ数えながら息をゆっくり吐きます。
③手や足をぶらぶらさせてもいいです。

**ステップ3　ペアを作って、「ふれあいタッチ」**

①近くの方と2人1組のペアを作ります。
②自己紹介と「よろしくお願いします」♪

③次に、役割を決めます（役割はあとで交代します）。
「タッチする人」と「タッチされる人」を決めて、前後に座ります。
④「タッチする人」は、相手の背中に手を置いて、
「これから始めますよ」の合図を送ってください。

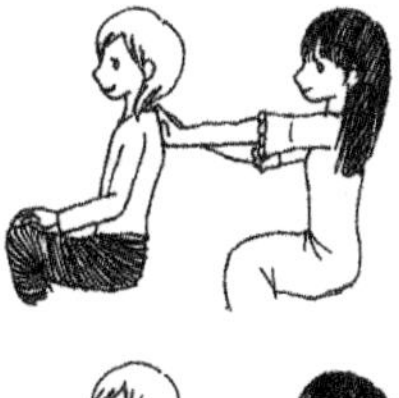

⑤両手を軽く広げ、指の腹で軽く弾ませるように、
左右交互に優しくタッチしていきます。
◎背中
◎肩
◎首
⑥今度は、役割を交代してやってみましょう♪

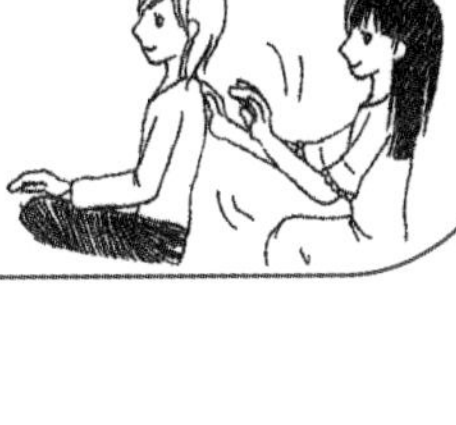

| | | |
|---|---|---|
| | ❷動作の説明<br>「立っている人」「座っている人」それぞれの動作について説明する。<br>「これから、肩に力をぐっと入れて力を抜く、という運動をやってもらいますが、上手に力を抜くコツというのがあります」<br>「まず、座っている人は、ゆっくりと息を吸いながら肩の力を入れていき、大きく息を吐くときに力を抜いていきましょう。吐いた瞬間に肩をストンと落とし、その後はゆっくりと息を吐き切りながら、息と一緒に力が抜けていく感じをイメージします」<br>「今度は立っている人の動作です。立っている人は座っている人の肩の横あたりに『ピターッ』と手を添えてください。パートナーが力を入れたとき、特に力が入って硬くなっている部分を探して、掌を当ててください。パートナーが息を吐いて、パートナーの肩の力が抜けてきているのを感じたら、力が抜けていくのに合わせて自分の掌を『フワーッ』と浮かせていきましょう」 | ☆肩に力を入れたときに、息を吸い直さないように注意する（肩に力が入っているときは、息は止めたまま）。<br>⇒肩に力を入れる時間はあまり長くしないようにする（5〜10秒以内）。 |
| | ❸動作の実施<br>肩ほぐし運動を2〜3回行う。 | ☆うまくできていない参加者がいる場合は、進行役が補助したり、手本を見せるとよい。 |
| | ❹役割交代<br>役割を交代し、2〜3回行う。 | |
| まとめ<br>（3〜10分） | クールダウンの運動<br>10秒呼吸法と、手足の軽い運動を行う。 | |
| | 今の気分の確認<br>プログラム実施後の心身の状態を把握する。<br>「それでは、最初にやったのと同じように、手を広げて今の自分の状態を確認しましょう。元気のないなぁ、ちょっと疲れてるなぁという人ほど、手を大きく広げてください。今は元気だよっていう人は、手をちょっとだけ広げてみてください。では、せーので一緒にやってみましょう」 | |
| | シェアリング<br>時間がある場合には、プログラムをやってみての感想などについてグループごとにシェアリングを行ってもよい。 | |
| | まとめの言葉<br>「これで運動は終わりです。皆さんいかがだったでしょうか。『これいいなぁ、気持ちいいなぁ』と思った運動などがあったら、お家に帰ってから夫婦や親子で、それからお友だちなんかともぜひやってみてください。この運動は、ふつうの体操と違って、誰かと一緒にやることで、コミュニケーションが促進され、自然に笑顔が増えていくという良い効果もあります。また繰り返しやると、より効果が持続するといわれています」 | ☆まとめに何を話すかに関しては、プログラムを行う状況や理由に応じて変更する。 |

## ■T-RACO実施マニュアル

| 時間 | 内容 | 留意点 |
|---|---|---|
| 導入（3分） | 導入<br>動機づけと、これから行う運動を軽く説明する。<br>「今日これから皆さんにやってもらうのは、簡単な動きで体の力を少し抜いたりして、リラックスできるような軽い運動です。難しい動きや激しい運動ではないので、軽い気持ちで参加してみてください。ペアで行ってもらうものが多いのですが、一人でやるリラクゼーションとはまた違う、良い効果があるといわれています」 | |
| | 今の気分の確認<br>自分の心身の状態を把握する。プログラム実施後にも確認を行い、変化を認識する。<br>「初めに、今の気分を確認したいと思います。ちょっと変わった測り方なのですが、元気がないなぁ、ちょっと疲れてるなぁという人ほど、手を大きく広げてください。今は元気だよっていう人は、手をちょっとだけ広げてみてください。では、『せーの』で一緒にやってみましょう」 | ☆変わった測定法ですが、参加者に沈んでいる気分を感じさせてしまうリスクを減らす目的があります。 |
| | 準備運動<br>10秒呼吸法を行い、リラクゼーションに入りやすい状態を作る。<br>「まず姿勢を楽にしてください。差し支えなければ目を閉じてください。10秒間の深呼吸をしていきましょう。1、2、3で鼻から吸って、4で一旦止めて、5、6、7、8、9、10で口からゆっくり息を吐いていきます」 | |
| 活動・展開①（8～15分） | ペア作り<br>2人1組のペアを作るよう、適宜声掛けしながら促す。ペアができたら、初めに軽く自己紹介とあいさつの時間を設ける（できるだけ同性同士で組めるよう、進行役が入って人数調整をする）。 | ☆うまくペア作りが始まらないような場合には、誕生日チェーン（誕生日順に一列に並ばせるワーク）など、雰囲気づくりにもなるワークを取り入れてもよい。 |
| | 【ふれあいタッチ】のワーク<br>❶導入<br>「これからするのは、ふれあいタッチといって、背中や肩のマッサージをする運動です」 | |
| | ❷役割決め<br>「2人1組ができたら、まず、最初に「タッチする人」と「タッチされる人」どっちを先にするかを決めてください。これは、後から役割を交代してもう一度します。ジャンケンでも何でもいいです。決まったら、「タッチされる人」が前に、「タッチする人」が後ろに座って、前後に座ってください」 | ☆参加者がワークをしている間、進行役は回りながら、「そうそう」「いいですね」など、肯定的な声掛けを積極的に行ってください。 |
| | ❸初めの合図<br>「タッチする人は、まず座っている人の背中のこのあたりに手を置いて、『これから始めますよ』という合図を送ってください」 | |
| | ❹タッチ<br>肩や首、背中など、ある程度進行役が方向を指示しながら3分ほど行う。 | ☆タッチの速さ<br>心拍の速さ、つまり1秒に両手1回ずつ程度の速さが目安です。 |
| | ❺役割交代<br>役割を交代し、再び声掛けを行いながら3分ほど行う。 | |
| 活動・展開②（5分） | 【肩ほぐし運動】のワーク<br>❶導入<br>「今度は、肩にたまっている疲れをほぐしてあげる運動をしていきます。これも2人1組のペアで行います。1人はイスに座って、もう1人はその後ろに立って補助をしてもらいます」 | ☆肩ほぐし運動には、うまくほぐすためのコツがあるので、先に一通り説明してから参加者にやってもらうとわかりやすい（その際、進行役が手本を見せるとよい）。 |

# T－RACO導入と実践のポイント

――赤木麻衣

## 1　はじめに

T－RACOは、震災支援という枠組みの中で生まれたリラクゼーション技法であるが、災害支援という目的についてはもちろんのこと、汎用性が高いこともその特徴のひとつである。本稿では、T－RACO導入と実践のポイントと題し、実際にどのような場面でT－RACOを導入し得るのか、また、導入の際にはどのような点に気をつけて実施すべきか、ということについて述べる。

## 2　T－RACOと他の治療法との併用

実際の支援場面においては、T－RACOはそれを単独の目的として使用されることは少なく、他の大きな枠組みの中で行われることが多い。たとえば、これまでPTGグループでは、震災支援の一環としての仮設住宅でのリラクゼーションや、ストレス対処などに関する講習会、あるいはカウンセリングなどにおいてT－RACOを取り入れてきた。「T－RACO開発の経緯」でも触れていたように、本プログラムは、コミュニティ形成への動機づけやカウンセリングへの抵抗感の軽減などといった大きな目的への導入として使用されることが想定されている。そのためT－RACOはあくまで一種のリラクゼーション技法として流れの中で取り入れられることが多く、震災支援の場面において被災者の心身の苦痛を軽減させるためには、他の治療法を組み合わせて用いることが必要な場合も多いだろう。

心理療法においては、治療法の併用が推奨されないような場合もある。松岡ら[1]は、各治療法のアプローチの方法や治癒像は必ずしも同じではなく、時には治療者自身が各治療法を統合できずに混乱することもあると指摘しており、そのことが患者の心身の回復の妨げになる可能性もあると述べている。たとえば、認知行動療法と精神分析療法では、「何をもって治癒したとするか」というところも大きく異なり、そのために同じ主訴であっても注目するところもアプローチ法も異なる。しかしT－RACOは、特定の立場に立つことのないひとつのリラクゼーション技法として位置づけられるため、カウンセリングにおいてどのような治癒像を持って治療を進行していても、混乱なく導入しやすいといえるだろう。リラクゼーションのカウンセリングへの導入は、病院や学校などでは日常的に行われており、その効果も報告されている[2]。また、集団におけるグループカウンセリングでは古くからプログラムのひとつとしてリラクゼーションがよく用いられ、中途視覚障害者の心理的適応に関する先行研究においては、リラクゼーションを含むグループカウンセリングにより、障害や自己の受容、エンパワメントの高まり、フィードバックを与えたり受けたりする能力の高まりなどの一定の効果が報告されている。[3] こうしたことから、本プログラムも、他の目的を持つさまざまな場面において問題なく導入できるということがいえるだろう。

以上を踏まえたうえで、実践におけるT―RACOの導入パターンを以下の二つに集約する。

①ストレスや不安、緊張感などに対する集団リラクゼーションとしての使用

学校や各種施設などにおいて、心身のストレス症状の緩和のためにリラクゼーションプログラムとして導入するものであり、その場でのリラクゼーション効果やコミュニケーション促進効果を主眼とする。また、震災支援に際しては、仮設住宅など新たな地域コミュニティの構築が求められる場面において、関係構築のきっかけとして導入することなどもここに含まれる。

②カウンセリングなどにおける課題としての使用

カウンセリングなどの対個人の支援の枠組みの中で、持ち返って家庭やコミュニティなどで実施してもらうための道具として導入するものである。クライエント本人へのリラクゼーション効果はもちろんのこと、カウンセラーの目の届かないところでの関係性の変化を促すためのツールとして使用することが特徴である。この場合、治療像は主とするカウンセリングのめざすものであり、T―RACOはその枠組みの中で併用される。

ここでは、それぞれのT―RACO導入パターンにおける実施法や注意点などについて、これまで

の実践例と共に考えていくこととする。

## 3　リラクゼーションとしてのT－RACO

前節までに述べた通り、T－RACOの特徴のひとつは「誰でも、どこでも、何もなくとも」実施可能であるという点である。それゆえに、今回のような大規模震災の支援においても、仮設住宅などのコミュニティにおいて実施されることが想定されている。PTGグループでは、これまで被災地の学生や、メンタルヘルスに関する講習会の参加者などを対象に、集団でのリラクゼーションを実施してきた。集団と一口にいっても、その集団の持つ性質によってT－RACOの位置づけも変わり得る。たとえば学校や既存の施設など、もともとがお互いをよく知っているような集団では、主にリラックス効果が得られることが主眼となるだろう。しかし、仮設住宅など、被災によってばらばらに集まったコミュニティや、各地から参加者が集まる講習会など、参加者のほとんどが顔見知りではない場合、リラクゼーション効果というよりも、互いが知り合うことに主眼が置かれるだろう。

本節では、実際の体験者から得られた感想をもとに、集団においてT－RACOをより効果的に実施するためのポイント、さらに、集団で実施する際に配慮が必要なポイントについて考える。図1は、被災地の大学生集団を対象に、T－RACO実施後に自由記述形式で回答を求めた感想の一部をまとめたものである。ここでの大学生集団は、親しい友人もいれば顔見知り程度の知人もいるといったような集団であるが、ペアをランダムに組むことで、知り合い同士のみが固まるということはなかった。

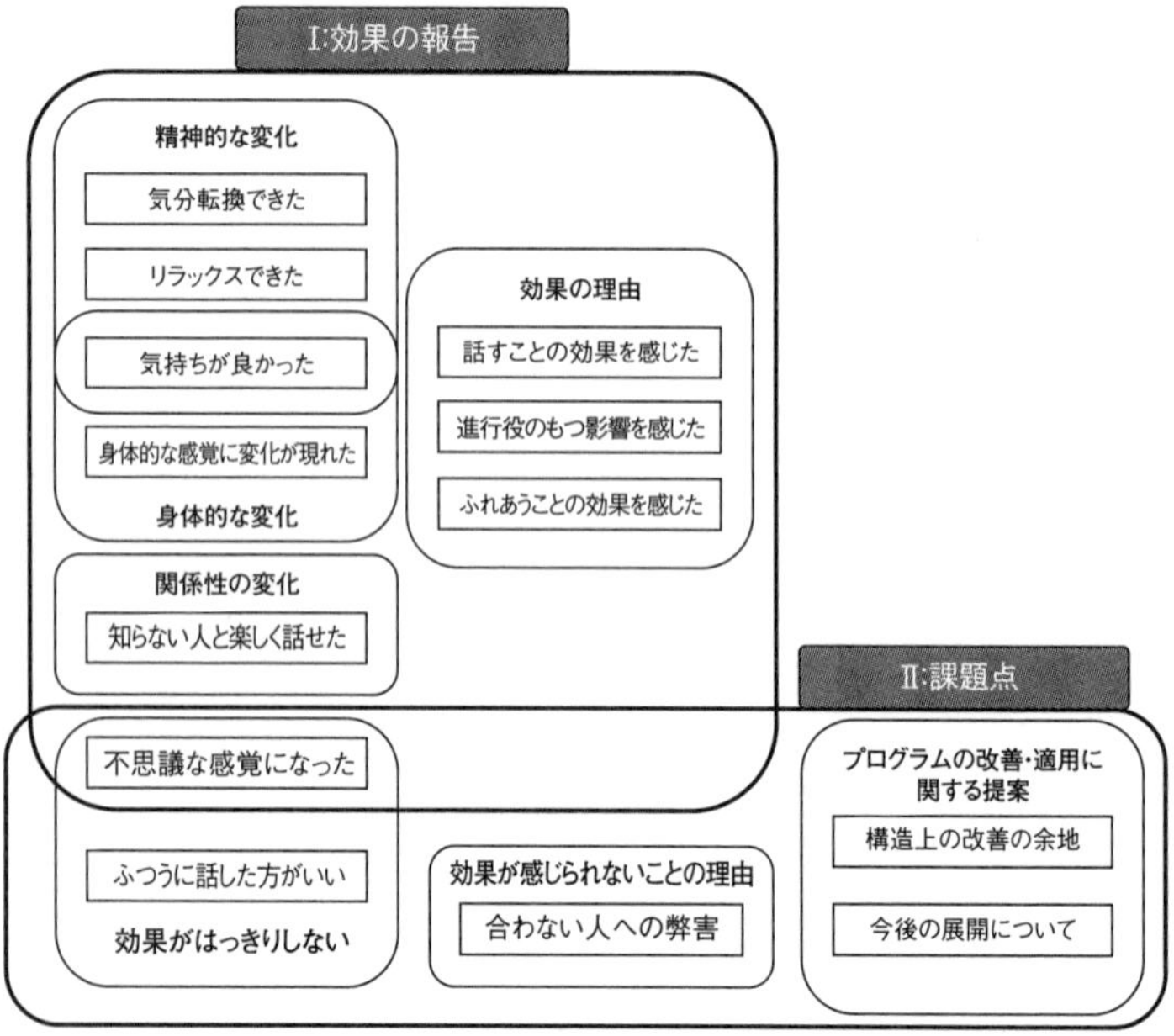


図1　KJ法によるT-RACO実施後に得られた感想の構造

得られた意見の大半は、T－RACOを実施した感想であったが、一定の効果の報告があった一方で、効果が感じられなかったという意見や、プログラムそのものに対する意見などもみられた。ここでは、おおまかに、「効果の報告」と「課題点」に分けて、それぞれの意見から集団で実施する際のポイントとなる部分を詳しく述べることとする。

### ●集団で効果的に実施するためのポイント

まず、T－RACOの影響について記述したものからは、精神的な変化、身体的な変化、関係性の変化についてそれぞれ一定の効果があるということが示された。精神的な変化については、気持ちが入れ替わる、テンションが上がるなど、「気分転換になった」という変化や、疲れがとれた、こころが落ち着いたなど「リラックスできた」という変化、またより身体感覚に近い気分変化として、「気持ちが良かった」というような変化がみられた。こうした変化はT－RACOが目的としていた部分であり、効果が実感されているといえるだろう。

身体的な変化については、寝不足のだるさの解消や、全身の軽さを感じたというような意見から、眠くなった、お腹が空いたというような、T－RACOが直接意図していなかったような身体反応が誘発されたとする意見もみられた。こうした、本プログラムが意図していない部分への影響についでは今後も継続して確認していく必要があると考えられるだろう。ただし、本プログラムで用いているリラクゼーション法は、いずれも重大な副作用を及ぼすような可能性のないものであり、一般的なリラクゼーションにおいても、このような作用は報告されている。たとえば、筋肉の弛緩などのリラクゼーションを行うことで副交感神経活動の亢進、交感神経活動の低下を促進させるため、スムーズな入眠に有効であるといわれており[4]、T－RACOの実施によってもそのような影響が出たと考えられる。また、一般的に、副交感神経活動が優位になると食欲も刺激されるといわれており、T－RACOのリラックス効果により胃腸が副交感神経優位の状態となったことに起因すると考えられる。こうした身体への影響は、T－RACOの意図したところ以上のものであるが、震災支援における新たな利用可能性を持つだろう。不眠や食欲不振は、災害などによる心的外傷を受けたときにみられるストレス反応として代表的な症状である[5]。不眠などの訴えに対し、十分にカウンセリングや薬の助けがない状態でもできる対処方法として、就寝前のT－RACOの実施を提案することもできるだろう。

また、関係性の変化については、「知らない人とペアになるのは緊張したが、きっかけ作りには良かった」「初めよりも最後のほうが話せた気がした」というような意見がみられた。さらに、知らない人なのにリラックスができたという意見に加え、知らない人とするほうがかえってリラックスできるのではないかという意見がみられ、T－RACOの目的とする、コミュニティの形成の足掛かりとなるという部分については一定の効果があるのではないかと考えられる。こうしたことから、T－RACOを災害後の支援という枠組みだけでなく、災害が起こる前の予防的対策として、集団の親密性を高めておくことを目的として実施するという展開も考えられるだろう。災害時には、発生後72時間を境に生存率が大幅に低下することから、その間の救助活動がいかにスムーズにできるかということが重要であるといわれているが、飯開[6]は、そのためには日頃からの近所づき合いによって共助体制を整えておくことが大事であると述べている。こうしたことからも、日頃から施設や学校などにおいて構成的エンカウンターのような形で使用することや、近所づき合いの希薄化が指摘されている地域コミュニティの結束を高める目的で使用することなど、予防的な観点からの展開も望まれるだろう。

実施後のアンケートからは、こうした良い効果がなぜみられたのかということに言及した意見もみられた。ここで効果の要因を検討することで、実施時に配慮することでより大きな効果を生むためのポイントが見えてくるだろう。効果の要因の一つは、「触れ合う」ということで気持ち良さが生まれ、またひいては場の空気全体が和むという集団の雰囲気への効果があるというもの。また、その一方で体操の内容というよりも、「人と話す」ことで気分が軽くなったのではないかという、会話を促進する一つのツールとしての効果があるという意見もみられた。この二つの意見に関しては、筆者も実感として感じることが多い。筆者はよく講習会や学会などに参加するが、その多くは見知らぬ者同士、しかも幅広い年齢の者が集まる場であり、緊張を感じるのはもちろん、会話をするということもままならないという空気である。そうした初対面の年齢層も地位も異なるようなコミュニティにおいてT－RACOを実施すると、それまで固かった会場の雰囲気がほっとほぐれるような感覚や、本来ならば立場の上下によってコミュニケーションが格式ばったものになりやすいような関係性であっても、お互いに身体のことという共通の話題から距離を縮めることができるのである。こうした「触れ合う」ことがひいては「会話」につながるという流れが自然に形成できるという意味で、T－RACOは集団においても非常に意義のあるものであるといえるだろう。

さらに、進行役の持つ影響も大きいのではないかという意見もみられ、進行役の表情や声のトーン・質が、リラックス効果を左右する面もあるのではないかということが指摘された。声によってリラックスを感じたり緊張を催したりということは、誰しもが経験したことがあるだろう。人間の音声が印象に与える影響については研究も行われており、たとえば母音の明瞭性ひとつをとっても、母音間の音響的コントラストが大きくなる（つまり、「あ」行と「い」行などで響きがはっきりと違う）につれて勤勉性の印象が上昇し、一方であまり大きすぎると協調性の印象が低下するということがいわれている。[7] こうしたことからも、声質のリラクゼーション効果への影響についても検討する必要があるだろう。T－RACOは、どんなコミュニティにおいても誰でも簡単に実施できることを目標として作られており、その効果に関しては異なる人が進行役を行っても一定の効果がみられるということが保証されているが、効果検討に際してT－RACOを実施したのは、経験は浅いとはいえ臨床心理に携わる学生であったため、声の質や表情については類似していたと考えられる。そのため、実際のコミュニティで実施する際には、声のトーンや印象などにより進行役への向き不向きがあるという可能性は看過できないだろう。コミュニティなどでは、進行役に関して誰が適任であるかについて、このことを踏まえたうえで考えて実施することが望ましいと考えられる。

## ●集団実施において配慮が必要なポイント

効果の報告がみられた一方で、課題点の指摘から、今後改善すべき点や、実施において注意しなければならない点も見えてくる。課題点としては、第一に、「普通に話したほうがリラックスできる」「微妙でよくわからない」など、即効性の効果を感じられないとする意見も少数であるがみられた。このことに関しては、T－RACOがリラックスのみを目的とした体操ではないということを進行役がしっかりと把握し、実施の際にこうした疑問が語られたときにきちんと説明できるということが大切である。

また、「体温を感じると安心するが、触られるところが違うとぞわぞわした」「不思議な感覚になった。なんか嫌じゃない感覚というか……」というように、ある一定の効果は感じるものの、何かのきっかけで不快さが侵襲するような感覚も残るというような状態も報告された。前にも述べたように、T－RACOは重大な副作用を引き起こすような運動は含まれていないものの、より効果的なツールとして精緻化していくためには、何が原因となって不快な感覚が起こる可能性があるのかということに関して、今後しっかりと検討していく必要があるだろう。

その足掛かりのひとつとして、「効果が感じられないことの理由」に言及した意見をいくつかつかみてみる。一つは、「息を止めている時間が長くて苦しい」「肩ほぐしの進行がスムーズでなく、逆に疲れそう」というような、進行役の技術に関する問題である。これらの回答を得た際の進行役は、T－RACOを初めてまたは二度目に行うという状態であったことから、体操の流れや内容が頭に入っていなかったことが影響していると考えられる。そのため、実施に際しては、①進行役は一度、自分や近しい人とT－RACOを行って感覚をつかむこと、②やり方が伝わっていないような場合や、苦しそうな場合に助言をする「見回り役」を設定することを心掛けることで、少しでも効果を上げることができるだろう。

また、「知らない人と会話したり触れ合うだけでかなりのストレスになるので、かなりつらかった」「触れられると緊張する」という、接触のあるリラクゼーション技法が合わなかったとする意見もみられた。こうしたことから、触れられることに抵抗がある人や、相手によって触れられたくないとなった場合に、やりたくない人はやらないという権利があることをしっかりと実施法の中に組み込む必要があるということが考えられる。コミュニティなどの集団で行う際には特に、同意を得るというステップが見過ごされがちであるが、たとえば何かの集会で行う際には事前に、具体的にこのようなリラクゼーションを行うということを周知することや、T－RACO開始前に、「やりたくない人は無理にやらなくて大丈夫なので、休んでいてください」としっかりと声掛けを行うこと、また席を配置する際に「今日はちょっとしんどいから体操はやらないという人の席」として場所を設けるなどすることで、無理強いすることなく行うことができると考えられる。

Ｔ－ＲＡＣＯに限らず、すべての治療法は、クライエント、地域の人など治療を受ける人のためにあるものである。治療を受ける人が嫌だなと思うもの、こころから納得してないものを、治療者や実施者が無理強いしても、良い効果は生まれない。もし、コミュニティなど集団において「リラクゼーションを受けたほうが絶対に楽になるのに、本人は拒否している……」というようなことがあれば、まず本人の話を聞き、触られること自体が嫌なのか、知らない人との接触が嫌なのかなどを明らかにすることが大事である。そして、たとえばご家族とならできそうだという様子であれば、実施法を書いたパンフレットを持ち帰って実施してもらうということもできるだろう。また、接触自体に抵抗があったり、近しいご家族がいないような場合なら、本人に合ったリラクゼーション法が実施できそうな場所を探して紹介することも可能である。このように、Ｔ－ＲＡＣＯにこだわりすぎることなく、臨機応変にその人のニーズに合った対応を行っていくことが、真に意味のあるリラクゼーションのあり方なのである。

## ●プログラムの改善や適用に関する提案

最後に、意見の中には「もう少し短時間で簡単にできるといいと思う」「講義室が固いイメージなのであまりリラックスできない」など、Ｔ－ＲＡＣＯの構造上の問題点を指摘するような声もみられた。こうした点については、Ｔ－ＲＡＣＯの目的である震災支援の中での実施ということを考えると、時間、場所を選ばないとはいえ、限られた場所の中でもある程度適した場所などを選ぶことでより良い効果が得られると考えられる。たとえば、机やイスが固定されているような場所よりは、一人ひとりのスペースを自由に確保できるようなより広々とした場所を選んだり、がれきが視界に入るような向きよりは、緑の木々が見える方向を向くなど、ベストではなくともベターを検討することができる。

また、実施時間については、長いという意見もみられた一方で、講習会などで実施した際には感想を話す時間が重要であると感じたという意見もあった。T－RACOの持ち味の一つとして、持ち返って誰でも実施できるという点があるが、実施の際には、その場の人的資源やニーズに合わせて臨機応変に調整することが推奨されている。限られた人的資源の中であれば少し短縮して使用したり、また、マニュアルにも記載してあるが、時間に余裕がある場合には身体やこころの状態への気づきをより明確に得るためにシェアリングを入れることも意味があるだろう。短縮して実践する場合には、個々のワークにかける時間を短くするというよりは、導入やまとめといったプログラムの意味づけを行う重要な部分はしっかりと時間をとったうえで、ワークを1種類のみに絞るという方法をとるのが望ましい。このように、T－RACOは、おおまかな内容と流れに沿ってさえ行えば、細かな部分は必要に応じて臨機応変に対応できるものであるということを、しっかりプログラムの中に明記する必要があるだろう。

また、今後の適用の展開について、「子どもにも良いと思う」「リラクゼーションに興味を持った」などという意見もみられた。T－RACOの子どもへの適用についてはまだ実施例もなく効果検討も行われていないが、自分の気持ちやストレスなどを十分に言語化できない低年齢の子どもたちに対しても、身体にアプローチし、かつ自由な雰囲気で行うことができるT－RACOは非常に有効な方法であると考えられる。また、子ども同士での触れ合いがあることから、おそらくこちょこちょ遊びに発展したり、そこに笑いが生まれたりし、子どもたちの関係形成にも非常に役立つだろう。今後の研究が求められる。

## 4　カウンセリングにおけるT-RACO

T-RACOの適用のもうひとつの形態として、カウンセリングなど心理的支援の枠組みの中で提示される課題として使用することが挙げられる。たとえば、解決志向ブリーフセラピーでは、カウンセリングの終わりに毎回「ホームワーク課題」と呼ばれる宿題が出されるが、これは従来続いてきた家族やシステムにおける相互作用のパターンを崩すものとして重要視されている。(8) このように、家でやってみてもらうこととしてT-RACOを提案することで、本人のリラクゼーション効果だけでなく家族の関係に影響を及ぼすツールとしても使用することが可能になる。本稿では、カウンセリングにおけるT-RACOの導入事例をもとに、対個人の心理的支援における適用の可能性を考える。

【事例】震災後に生じた過覚醒の症状に対しT-RACOを導入した男性

(個人情報のため細かい表現は変えてあります)。会社員の40代の男性Aさんは、震災時に地域の救助活動に参加した。その後は妻子もあることから何とか一生懸命生活していたが、約1年後に、感情のコントロールが難しいこと、そして震災を機に同居することになった両親の声を聞くのがストレスになるということを主訴として、カウンセリング機関を受診した。Aさんは、救助活動に参加したものの、助けられなかった人がいたことについて腹立たしさや申し訳なさを感じていた。そのため、飲酒量が増加したり、夜中に目を覚まして助けられなかった人のことを考えてしまうなどの症状に苦しんでいた。また震災をきっかけに同居するようになった実父が感情的な物言いをしたり暴力的な振舞いをすることがあり、父親の声を聞くだけでストレスを感じるということも語られた。こうしたストレスに対しては、Aさんなりに休日はスポーツに打ち込んだり、平日は家族との接触を減らすために外で酒を飲んで、家族が寝静まった後に帰宅するようにしているという解決努力についても話された。自分でもおかしいなと感じたため精神科を受診し精神安定剤を処方されているが、イライラする気持ちや不安感が強く誰かに愚痴を聞いてもらいたいと思い来談した。

インテーク面接では、Aさんの状態について過覚醒状態であり、震災という異常事態の中での正常な反応であるということを説明した。また、過覚醒状態の緩和と、家庭環境の改善の一歩としてAさんと奥さんとのコミュニケーション増加を意図し、肩もみなどの本当に簡単なリラクゼーションを夫婦で行うことを勧めた。また、このことを足掛かりとし、次回にリラクゼーション技法を紹介したいということを伝えた。

第2回面接では、仕事の忙しさが落ち着いたこともあって気分的にプレッシャーを感じることが少なくなってきたということ、また飲酒量を控えることで夜中の覚醒が抑えられているということが報告された。そうした報告から、1カ月で非常に良くなっているということを伝えたうえで、T－RACOを紹介しカウンセリングの中で実施することとした。実施中には、各動作について説明を加えながら行うと非常に納得している様子がみられ、実施後はリラックスできたということが報告された。そうした効果を確認したうえで、家に持ち帰って夫婦でぜひやってみてほしいということを提案した。その後、本人からもう大丈夫そうだということで終了の申し出があったため、本事例は2回で終了した。約2カ月後に電話でのフォローアップを行ったところ、本人も元気で頑張っており、体調も良くなったということが語られた。

＊　＊　＊

本事例では、T－RACOをセラピーの中心として行うというよりも、家でも行えるリラクゼーション技法として導入した。その結果、課題としてT－RACOを行うことがきっかけとなって夫婦間の触れ合いや会話が自然に増えることにつながったと考えられる。この事例のクライエントのように、家族に対して距離をとるような回避的なストレス対処を行っている人に対して、T－RACOはクライエント自身の心身状態への介入としてだけでなく、クライエントが家庭に持ち帰ることによって、家族との関係にも、小さく、自然に介入することができるのである。

東日本大震災の後、多くの人が体育館のような広い避難所を段ボールで区切っただけの場所で生活を余儀なくされた。そこにはもちろんプライバシーなどという概念はなく、着替えさえもままならないような状態であった。子どもを抱きしめることはできても、人目を気にして、夫と妻が抱き合うことや手を握ることすらできないという状態が何カ月も続いただろう。そんな中で、こうした「ペアでないとできない」という縛りを持ったT－RACOを実施し、ご家族ともやってくださいと伝えることで、これを良い意味での「言いわけ」として、公然と触れ合うきっかけとすることができる。人との触れ合いが癒しを生むということは昔から言われていることであるが、このように、家族のつながりを取り戻すためのひとつのツールとしても、T－RACOの展開が望まれるだろう。

## 5　T－RACOの今後の展開

これまで、個人や集団において、今後どのようにT－RACOが適用されていくべきかについて、実施例をもとに考えてきた。その中で多く述べてきたのは、震災支援という枠組みにかかわらず、さまざまな場面における、簡便で誰もが実施可能なリラクゼーション技法としての展開である。

しかし、このプログラムが開発されたおおもとの目的は、地震や洪水のような大規模自然災害があった際に、即座にコミュニティで使用することが可能なストレス対策ということである。東日本大震災から4年が経過した。早いようで遅いこの4年の間、もちろん被災地の学生や成人などのリラクゼーションということにも携わり一定の効果が実証されてきたが、T－RACOの本当の展開はここからである。つまり、日本という地震大国で、またいつ起こるかわからない災害の際に、各地で実施してもらうことこそが、今後目標とするいちばんの目的なのである。そのためにまず必要なことは、T－RACOの存在や内容を、全国に周知しておくことである。これまでもわれわれは、T－RACOを実施する際には必ずプログラムを持ち返ってもらい、コミュニティや大学では「お家の方やお友だちともやってみてください」、先生方の講習会では「学校でもやってみてください」と声掛けをしている。その真に意図するところは、そうしてどんどんT－RACOの存在を普及することで、震災が起こり地域が断絶・孤立したときに、ふとT－RACOの存在を思い出して「やってみよう」と自主的に思い立ってくれる人が一人でも増えることである。この本を読んでくださった皆さまにも、ぜひT－RACOの存在を頭の片隅にしまっておいていただきたい。


◈文献

(1) 松岡洋一・松岡素子（一九九九）『自律訓練法』日本評論社

(2) 岩佐繁樹（二〇〇五）生徒指導に生かすメンタル・トレーニング：リラクゼーション・イメージを中心として(8)．教育相談編(2)カウンセリングと自己弛緩法を組み合わせたB子へのアプローチ．『月刊生徒指導』35　五〇～五四頁

(3) 上田幸彦・津田彰（二〇〇三）中途視覚障害者の心理的適応のための援助法：構造化されたグループカウンセリング．『久留米大学心理学研究』2　一一五～一二六頁

(4) 北堂真子（二〇〇五）良質な睡眠のための環境づくり：就寝前のリラクゼーションと光の活用．『バイオメカニズム学会誌』29　一九四～一九八頁

(5) 水島広子（二〇一一）『正しく知る心的外傷・PTSD：正しい理解でつながりを取り戻す』技術評論社

(6) 飯開輝久雄・岩田建一・上田敏雄（二〇一二）大震災発生後の生死を分ける『黄金の72時間』とコミュニティ：ご近所づきあいが街（いのち）を救う．『熊本大学政策研究』3　八一～九二頁

(7) 内田照久（二〇一一）母音の明瞭性が話者の性格印象と話し方の評価に与える影響（研究発表）．『音声研究』15　八八頁

(8) Flanklin, C., Trepper, T.S., McCollum, E.E. & Gingerich, W.J. (2012) *Solution-focused brief therapy: A handbook of evidence-based practice.* New York: Oxford University Press.［C．フランクリン他（編）／長谷川啓三・生田倫子・日本ブリーフセラピー協会（編訳）（二〇一三）『解決志向ブリーフセラピーハンドブック：エビデンスに基づく研究と実践』金剛出版］

リサーチ 5

# 震災婚・震災カップル

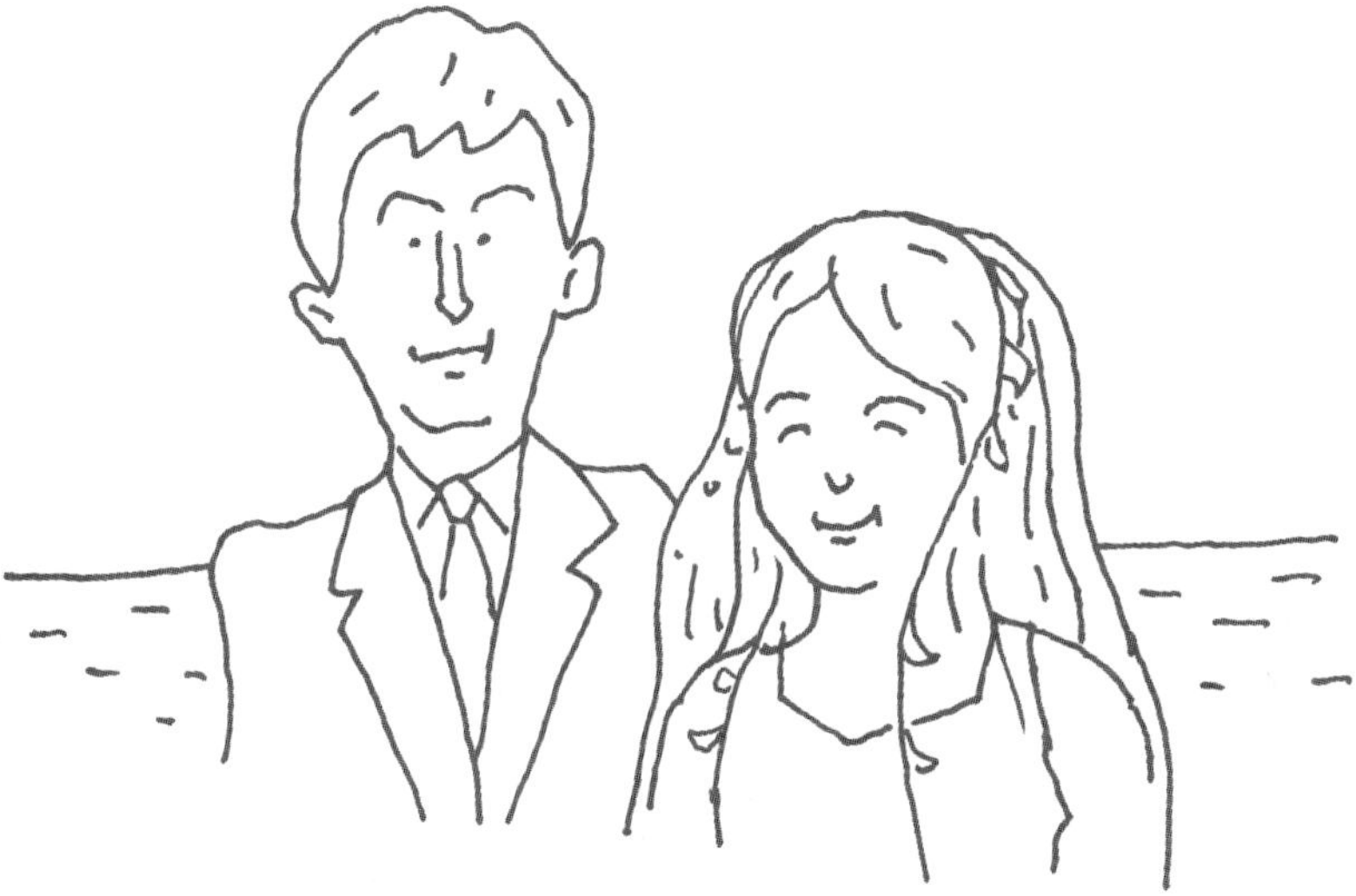

# 震災状況でのカップルについて

―― 兪　幜蘭・栗田康史・牧田理沙

## *1*　はじめに

本題に入る前に図1と図2を比較してみよう。図1は四つの円がある秩序の下、きれいに並んでいる。一方、図2は何らかのきっかけによって、四つの円の秩序が崩壊し、円の形そのものも崩れてしまった状態である。ところが、われわれは図2を見るとき、12面の曲線図形の集まりではなく、図1と同様に四つの円として認識する。むしろ、図1にはみられなかった、四つの円が成すまとまりを持った新しいシステムを発見するのである。

このような現象は社会システム、家族システムにおいてもみられ

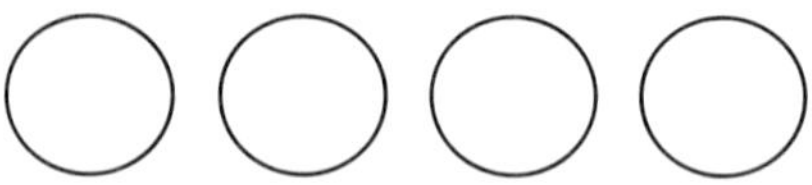

図1　秩序崩壊前の円ら

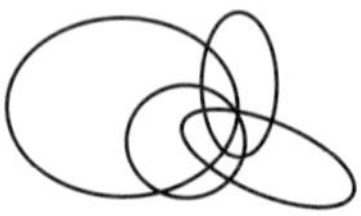

図2　秩序崩壊後の円ら

ることである。人間は何らかのきっかけによって秩序が崩れてしまった中でも、新しいシステムを構築することができる。このことを長谷川・若島(1)は「心は、良い形、グッドゲシュタルト、より安定した状態を求めて進む」と述べ、震災後の結婚率上昇や離婚増加について語っている。

　さて、まくらのやや難しい話がなぜ「震災」と関連があるのか、とまどうかもしれない。しかし、大震災は人々の生活に多くの変化をもたらすものであったということに注目していただきたい。震災によって、被災者は、大切な人を亡くしたり、家や家族を失うなどの経験をする。多くの変化に直面することで、人は無気力になったり挫折をしたりもするが、それでも新しい生活や人間関係を築き、前向きに進もうと努力する。つまり、前述の円の例から考えると、「秩序の崩れのきっかけ」は「大震災」であり、「新しいシステムの構築」は「新生活」や「新しい関係」である。

　震災をきっかけとしたシステムの構築の一例は「震災カップル」である。二〇一二年五月に報道された「仮設で出会い、ゴールイン」（河北新報五月一五日朝刊）という記事は、「震災カップル」の例である。同記事によると、仮設住宅に入居後、知り合った二人が結婚したということである。「震災」にまつわる悲惨なニュースが多い中で、このような前向きなニュースは、被災地に元気を与えてくれた報道であった。この記事だけではない。筆者らが行う「東日本大震災ＰＴＧ支援機構」での活動の中でも、「震災カップル」の誕生をいくつか目撃してきた。また、被災地での集まりで「この地震で結婚できたようなものです。地震がなければもっと先に延ばしていたと思います」と語った40代前半の男性もいた。このように、震災を契機に結婚した夫婦が存在することがうかがえる。

　ここまでの説明を通じて、初めて長谷川・若島(1)の「心は、良い形、グッドゲシュタルト、より安定した状態を求めて進む」ことが、どう震災と関連しているかが見えてくる。
以上を踏まえ、震災カップルの成立と結婚までのプロセスに注目することで、震災後の人の成長、こころの成長について考えていきたい。

## 2　震災の経験による人生観・結婚観の変化

まず震災を経験した人の人生観・結婚観の変化に関する先行研究を概観する。震災は日常を大きく変化させ、今まで当たり前だった生活ルールを破壊する。そして、人間は破壊された秩序の中で生き残るために、見知らぬ人と集まったり、新しい人間関係を構築していく。そのような過程の中で、人生観も変わってくる。

これは、日下ら[2]も指摘している。日下らは阪神・淡路大震災経験者607名を対象に調査を行った結果、男性よりも女性のほうが、情動的対処（他者を大切に思う、仲間や家族のために頑張らねばと思うなど）や人生観の変化（人と人とのつながりの大切さがわかった、物欲がなくなったなど）が多くみられた。また、西本・井上[3]は震災後4年から7年にかけ阪神・淡路大震災の被災地域の学生を対象に、人生観を中心とした変化を調査した。その結果、震災後の「積極性」「他者とのつながり」「無常観」「運命論」の因子のうち、「積極性」「他者とのつながり」「無常観」については、震災時に被災地域外に居住していた者よりも、被災地域に居住していた者のほうが有意に得点が高かった。不安を喚起する状況下では他者への親和欲求が高まるといわれている[4]。つまり震災後にみられたこのような心理的変化は、被災という非日常的な体験によって不安が高まったことで生じたと考えられる。

変わるのは人生観だけでない。前述した心理変化に伴い、結婚観も変わる。東日本大震災後には、アクサ生命保険会社によって、二〇一一年六月に関東圏の男女1万名を対象に、震災後の人生観や価値観の変化に関する調査が実施された[5]。その結果、独身者における理想の結婚の条件が緩和された他、既婚者においては「配偶者を見直した・尊敬した」（85・4パーセント）、もしくは「離婚を意識した」（11・5パーセント）というように、配偶者に対する評価について何らかの変化がみられた。また他の調査では、二〇一一年六月に、結婚紹介サイト会員男女500名を対象に「震災後の結婚」に対する意識調査が実施されている[6]。その結果、震災直後には約3割の人が結婚への気持ちが高まったが、3カ月後にはおよそ1・5割程度まで減少したということが示された。震災直後に比べ、時間の経過とともに結婚願望は落ち着いてきていることがわかる。

これらのことから、震災直後に一時的に、結婚観が緩和され結婚願望が高まるといえる。この変化が震災婚・震災カップルという現象を支えていることが予想される。だが、結婚観の緩和や結婚願望の高まりは持続するわけではなく、次第に日常生活を取り戻し不安が解消されていくにしたがい落ち着いていく。そのため、震災後に心理的な変化はあったが行動までには至らない人も多数存在することが考えられる。

## 3　震災の経験による婚姻動向の変化

このように人生観や結婚観の変化は震災を克服する努力である一方で、新しいシステムに至るための準備因子でもある。上述したことから考えると、震災後には結婚が増加するように思われる。しかし一方で、「震災カップル」は嘘なのではないかという見解もある。[7]

このたびの東日本大震災にかかわらず、自然災害発生直後の翌年では、被害の大きかった地域の婚姻率が一時的に上昇するという報告がある。[8] また、阪神・淡路大震災の後にも、同様の傾向がみられている。震災の発生年（平成七年）における全国の婚姻率は6・4パーセントであった。これは前年よりも0・1パーセントの増加であり、震災の翌年の婚姻率には増減がみられなかった。一方、兵庫県では、震災発生年の婚姻率は6・3パーセントであり、これは前年比0・1パーセント減となっていた。しかし、震災の翌年には、6・6パーセント（前年比プラス0・3パーセント）と婚姻率が増加していた。すなわち、全国の婚姻率と被災県である兵庫県の婚姻率を比較すると、増減が真逆であった。確かに兵庫県は、震災発生年には一時的に婚姻率が低下するが、その翌年には婚姻率は上昇していた。[9][10]

東日本大震災後の被災3県（岩手県・宮城県・福島県）についてみてみると、震災発生年（平成二三年）における婚姻率は全国で5・2パーセント（前年比マイナス0・3パーセント）、岩手県4・1パーセント（前年比マイナス0・2パーセント）、宮城県4・9パーセント（前年比マイナス0・2

パーセント）、福島県4・4パーセント（前年比マイナス0・3パーセント）となっており、いずれも前年に比べて婚姻率が低下していた。しかし翌年には、全国で5・3パーセント（前年比プラス0・1パーセント）、岩手県4・3パーセント（前年比プラス0・2パーセント）、宮城県5・3パーセント（前年比プラス0・4パーセント）、福島県4・7パーセント（前年比プラス0・3パーセント）を示し、婚姻率の増加をみせた。これらの事実から、被災県は震災発生年には婚姻率は低下するが、その翌年から増加するという傾向がみられる。震災後に、「震災カップル」が本当に誕生していることがわかる[11][12]。

では、「震災カップル」はどのようにして結婚まで至るのか。そこで、東北大学・家族心理・震災婚調査班[13]により既報告されたインタビュー調査をもとに、「震災カップル」の成立とその動因について考察していく。

## 4 震災婚・震災カップルの特徴と課題（震災カップルへのインタビュー調査から）

### ●方 法[注1]

①対象者

前述の目的に従い、津波などで被害が大きかった地域の震災カップル（震災を契機として親密な関係になり事実上の婚姻関係を結んだ男女）を対象とし、調査者から直接、あるいは知人を通じて調査を依頼した。3組のカップルから同意が得られ、インタビューを実施した。

②データ収集方法

二〇一二年八月～一一月に、それぞれ60～120分の半構造化面接を行った。前半は男女合同で、後半は男女を分けそれぞれから話を聞いた。面接場所は調査対象者との合意により決定し、面接内容は対象者の了解を得てICレコーダーに録音した。質問内容は主に、①つき合い始めの時期・交際や結婚のきっかけ、②結婚に至るまでの印象的なエピソード、③震災があったことにより考え方や人間関係の変化があったか、もし、前後で何か変わったことがあればどのような変化があったか、④結婚してわかったことや良かったと思うこと、の四つを中心に尋ね、質問する順番や内容は流れに応じて柔軟に変更した。

③分析方法

インタビュー調査で得たデータについて、次の手順で内容分析を行った。①インタビューデータからスクリプトを作成した。②各事例の特徴を直接理解するようにスクリプトを通読した後、事例ごとに「震災によって生じたこと」に関連する箇所に該当するエピソードを抜き出し、概念化を行った。③エピソードごとに逐次、既にある概念との比較を行い、必要に応じて新たに概念を生成するという手順を繰り返した。④ケース間で概念を比較し、共通の概念・個別の概念を整理することで、震災後から生じる流れをまとめていった。⑤生成された概念と各事例との当てはまりが良いかを再度検討した。

④倫理的配慮

調査にあたって研究の主旨、協力者の匿名性は守られること、質問・調査に対する拒否の自由、データは研究目的でしか使用しないこと、データの保存方法について丁寧に説明し、対象者の了解を得て実施した。

## ●結　果

①事例の概要

対象者カップル3組の概要を以下に示す。なお、事例は個人が特定されないよう配慮し、内容の本質が損なわれない程度に修正して記載することとする。

【事例1】男性A夫さん・女性B子さん

男女ともに60代。宮城県C市に在住。自宅の被災程度はともに半壊であった。二人は震災後に避難所で出会い、避難所内で自分たちのスペースが近かったことや震災後に一緒に旅行に行ったことで親しくなる。A夫さんが避難所を出る際、B子さんを家に誘い、現在同棲中である。なお、A夫さん、B子さんともに震災以前に別の人との離婚歴（死別、離別）がある。

【事例2】男性D郎さん・女性E美さん

D郎さん50代、E美さん30代。宮城県F市在住。ともに沿岸の自宅は津波の被害にあった。震災後に避難所で出会う。D郎さんが先に仮設住宅に移ったのち、E美さんを誘い同じ地区の仮設住宅で生活するようになる。E美さんの誕生日にD郎さんがプロポーズし、二〇一二年三月一一日に入籍した。なお、D郎さん、E美さんともに震災以前に別の人との離婚歴があり、E美さんには小学生の子どもが二人いる。

【事例3】男性G太さん、女性H代さん

G太さん30代、H代さん20代。G太さんは宮城県I市出身。H代さんは被災のなかった他県から、ボランティアのためI市を訪れた。被災程度について、G太さんは自宅のあった地域が浸水。H代さんが二〇一一年八月にI市にボランティアに来たときに、G太さんがボランティアの説明係をしていたことがきっかけで出会う。八月のボランティアは1週間程度で終わり、その後電話やメールで連絡を取り合い、仲を深めていく。同年九月にH代さんが再びボランティアに来た際に、G太さんが告白し、交際が始まる。同年末にG太さんからプロポーズし結婚に至る。なお、ともに初婚である。

②インタビュー内容の分析結果

震災発生後から結婚に至るまでのプロセスを、時間軸に沿って特徴ごとにまとめていった。その結果、震災発生後から結婚前後まで3期に分けられた。以下、それぞれの時期の特徴について述べる。

〔第1期：集団生活の中で結婚への下地がつくられていった時期〕

震災直後の物理的変化として、被災の大きかった地域では、津波による家屋や自動車の流出、町の機能の停止（店で食料等を買えないなど）が起こり、限られた資源を活用して生きなければいけない状況になった時期である。そのような中、多くの人が避難所などでの集団生活を余儀なくされていた。そこでは、個人／家族のルールよりも共同生活のルールに従って生活をしなくてはならず、状況への適応を求められる場面が多数みられた。

〔第2期：生活再建に向けて動き始めた時期〕

次第に人々が避難所を出始め、自分たちで生活再建に向けて動いていった時期である。被害が大きかった人ほど、あらゆる資源を活用し、いろいろな人と支え合いながら生活を再建していかなくてはならない。カップル内では、互いに資源を共有することで物理的・心理的にお互いが引き寄せ合う場面がみられた。また、カップル二者間だけではなく、その周囲の人々も含めた相互作用がなされていた。震災によって変化した二人の人生観に、周囲の人の人生観も重なり結婚を推し進めていた。

また、カップル内における「震災」の意味を考え始めた時期でもある。夫婦間で震災の捉え方が異なることに気がつきそれを話し合っていこうとする動きや、震災をきっかけに出会ったということをどのように捉えればよいのかを考え始める動きがみられた。

［第3期：結婚生活開始後の時期］

結婚してから結婚生活の現実に直面する時期である。どのカップルも「結婚してみて大変なこと」はあると感じていた。たとえば結婚前後で、今まで知らなかった相手の一面を知ってとまどいを感じたり、想像していた生活スタイル（役割分担など）とは実際は違ったりしたという意見が多く聞かれた。しかし、夫婦のコミュニケーションを通し、カップルのルールが作られていく動きもみられた。

③新しいシステムの構築に向けて

以上の3事例の検討を通じて、新しいシステムが構築されていく過程には以下の3点が存在するのではないかと考えられた。

一つ目は、震災カップルが誕生した背景には「外的要因」と「内的要因」が存在することである。これらの要因は震災婚に至るための準備因子となっており、主に第1期から第2期にかけて形成されていた。「外的要因」の例には、「生活空間の共有」「生活の不便さ」「金銭面の困難／援助」「健康面の不調／配慮」「周囲の人からの後押し」が挙げられる。また、「内的要因」の例には、「前向きな人生観への変化」「子ども養育パートナーとしての意識」「周囲の人への思い」が挙げられる。「外的要因」によって二人の物理的距離が縮められ、次第に「内的要因」が生じてくることで相手にこころを開いていく過程があると考えられた。このように「外的要因」と「内的要因」が作用することで、結婚へと向かっていったと考えられる。

そして「外的要因」による「内的要因」の変化に伴い、二人の間でコミュニケーションが増え、それによって「震災」の意味づけが二人の間で共有されるようになると考えられる。「震災」という「秩序の崩れ」はネガティブに捉えられがちだが、「震災カップル」からすると「震災」こそ、二人の出会いのきっかけになっている。しかし一方で、周囲の環境がまだ整わずつらい思いをしている人もいる中で、親密になることや「結婚」というポジティブな話題を出すことへのうしろめたさや気兼ねする思いも同時に存在していた。震災カップルの二人には、震災のおかげで二人の結婚があるのだとポジティブに捉えることができないという葛藤が存在する。また、震災や自分たちの結婚への捉え方は夫と妻との間でも異なっている。そのため、この葛藤を乗り越えるために、二人の間で震災について話し合っていくことが必要になるだろう。このとき、特に次のような認識を共有することが必要であろう。ひとつは「震災から始まった二人の出会いが愛の感情に至ることは自然なことである」ということである。また、「申し訳ない気持ちもあるが、二人の関係を前向きに考えていく」こと、そして「むしろ、二人の愛が周りを元気づける」という考え方である。こうした認識を持ち、「二人の愛は特殊な状況でスタートしたが、異常なことではない」と互いに確認し合うことである。そして、二人の間で震災への意味づけが深まっていくことで、震災についての話題を回避することなどなく、双方の円滑なコミュニケーションが促進されるのではないかと考えられる。このような話し合いが二人の間でなされていくことが、震災カップルがより安定的に関係を続けていくためには重要なのではないだろうか。

そして三つ目は、二人にとっていくつかの課題が存在することである。今回インタビューした震災カップルは、多かれ少なかれ震災によって対処すべき課題（住居の確保、経済的問題など）を有していた。また、1年未満という短期間で結婚に至ったことから困難が生じることもある。それに加え、震

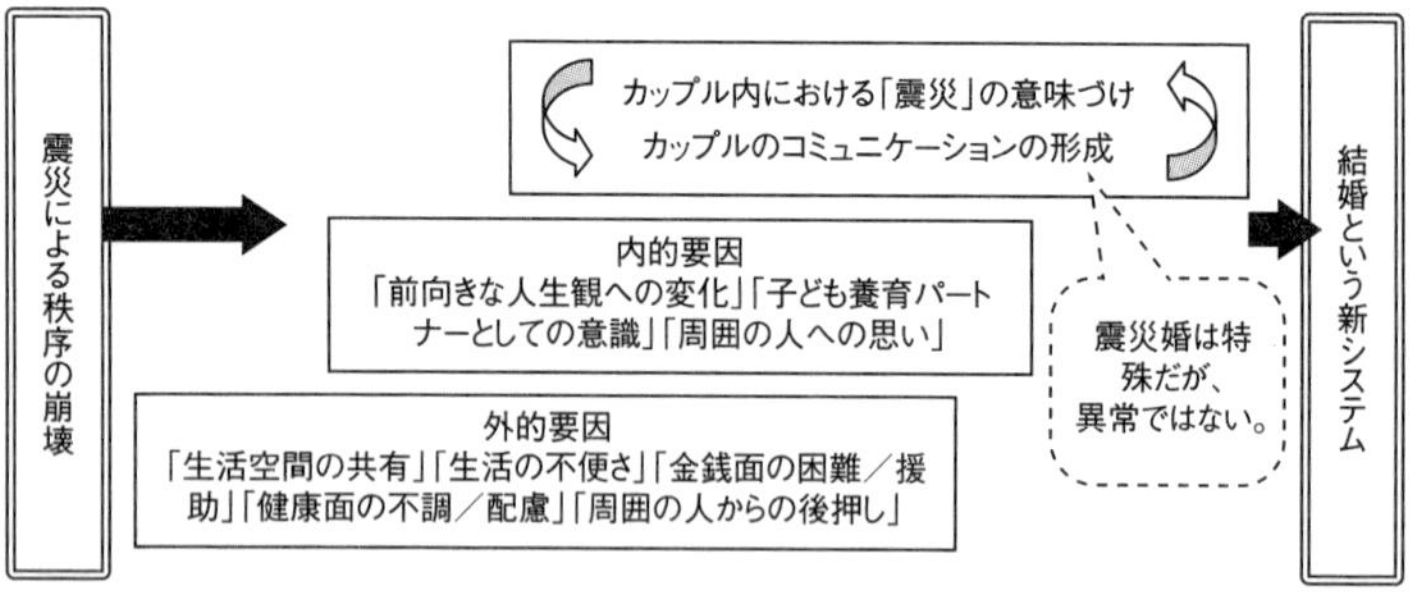


**図3　震災婚におけるシステム変容プロセスおよび関連要因**

災カップルの場合は多くの喪失を体験しており、「喪失体験からの回復」も二人にとっては一つのテーマになる。このように、震災カップルは、取り組むべき課題やテーマを多く有しているといえるかもしれない。しかし、このような目の前の問題に一つひとつ取り組んでいくことこそが、一つのシステムとしてまとまりを強めていくことにつながるのではないかと考えられる。つまり、二人で目の前の課題に取り組んでいくことで、柔軟に問題解決をすることができるシステムへと発展していくことが考えられる。

以上のことから、震災から結婚に至るまでの過程を図3に表す。

## 5　おわりに

われわれは、「秩序の崩れ」や「心的外傷後ストレス障害」（PTSD）には注目するが、それとは対称になる「新しいシステムの構築」または「外傷後成長」（PTG）には目を向けにくい。実際にPTSDに比べPTGへの研究は最近ようやくなされてきたばかりである。PTGが提案されたのは一九九六年[14]であり、「危機的な出来事や困難との精神的なもがき・戦いの結果生ずる、ポジティブな心理的変容の体験[15]」

という明確な定義も最近なされたのである。本稿では、PTGに少しでも興味を持ってほしいことから、ひとつの例である「震災カップル」を紹介した。

震災カップルが誕生する過程をみると、そこにはまさにPTGがあるのではないかといえる。当初は「外的要因」によって接近せざるを得なかった二人が、次第に「内的要因」の変化に伴い、心理的な接近をしていく過程は、個人の心理的成長でもあり二者関係の成長・発展だといえるだろう。また、カップルの間で震災について話し合われ、二人の間で震災への考え方が深まっていくこともまた、個人の心理的成長やカップルとしてのコミュニケーションの発展へとつながると思われる。特に、一人ではなく二人で話し合っていくことで、震災に対する考えや捉え方はより深まり、PTGが促されることも考えられる。このように、震災というネガティブな環境の中でも、システムは安定を求めて成長・発展していく動きがあるといえる。

しかし、震災カップルは結婚後にはどのような関係に発展していくのだろうか。第3期には、夫婦としての関係を模索していく姿がみられた。震災カップルが結婚した後、夫婦としてルールを作り関係を維持・発展していくための支援は必要になるだろう。また、同じ被災地であっても、その被災状況や喪失体験には個人差がある。本稿の調査は3事例のみであったが、今後は量的な検討も通して震災カップルを捉えていくことで、課題や支援のあり方がより明らかにされるだろう。

**注1**　方法・結果は家族心理学年報「震災婚・震災カップル」において二〇一三年にすでに公表済みであるため、内容や結果の改編を行うことはできない。したがって、東北大学・家族心理・震災婚調査班[13]を引用したものを掲載する。

## 文献


（1）長谷川啓三・若島孔文（二〇一二）喪失と家族の再生に向けて：システム論の有効性と災害支援．日本家族心理学会（編）『災害支援と家族再生（家族心理学年報30）』金子書房　一七～三三頁

（2）日下菜穂子・中村義行・山田典子・乾原正（一九九七）災害後の心理的変化と対処方法：阪神・淡路大震災６カ月後の調査．『教育心理学研究』45　五一～六一頁

（3）西本実苗・井上健（二〇〇四）震災後の心理的変化：人生観を中心とした検討．『人文研究』54　七二～八六頁

（4）Schachter, S.（1959）*The psychology of affiliation: Experimental studies of the sources of gregariousness.* Stanford, Calif: Stanford University Press.

（5）アクサ生命保険株式会社（二〇一一）震災後に「見直したもの」実態調査．http://prw.kyodonews.jp/opn/release/201106277538/

（6）株式会社ライブドア「youbride」（二〇一一）婚活中の男女の「震災後の結婚」に関する意識調査．http://corp.livedoor.com/press/2011/0623550)

（7）Infoseek ニュース（二〇一二）震災婚ブームはウソだった．http://ceron.jp/url/news.infoseek.co.jp/article/05gendainet000163696

（8）Catherine, L.C. & Steve, W.C.（2002）Life course transitions and natural disaster : Marriage, birth, and divorce following hurricane hugo. *Journal of Family Psychology, 16,* 14-25.

（9）国立社会保障・人口問題研究所　人口統計資料集．http://www.ipss.go.jp/syoushika/tohkei/Popular/Popular2014.asp?chap=0

（10）厚生労働省　都道府県別人口動態統計１００年の動向．http://www1.mhlw.go.jp/toukei/kjd100_8/index.html

（11）厚生労働省　平成23年（二〇一一年）人口動態統計（確定数）．http://www.mhlw.go.jp/toukei/saikin/hw/jinkou/kakutei11

（12）厚生労働省　平成24年（二〇一二年）人口動態統計（確定数）．http://www.mhlw.go.jp/toukei/saikin/hw/jinkou/kakutei12

（13）東北大学・家族心理・震災婚調査班（高橋恵子・三道なぎさ・森川夏乃・望月このみ・伴菜々子・栗田裕生・柳生奈緒・田松花梨・岡部俊太郎・栗田康文・山形千遥・長谷川啓三・若島孔文）（二〇一三）震災婚・震災カップル．日本家族心理学会（編）『現代の結婚・離婚（家族心理学年報31）』金子書房　三二〜四五頁

（14）Tedeschi, R.G. & Calhoun, L.G.（1996）The posttraumatic growth inventory: Measuring the positive legacy of trauma. *Journal of Traumatic Stress*, 3, 455-471.

（15）宅香菜子（二〇一〇）『外傷後成長に関する研究：ストレス体験をきっかけとした青年の変容』風間書房

# 震災後に結婚したカップルのコミュニケーション

——浅井継悟

これまで述べてきたように、東日本大震災が人々に与えた影響は大きい。多くの場合、地震、津波、放射能などの影響や、その後の経済的な問題などで大切な人や、もの、地域と別れなければならないなど否定的な影響ばかりが注目されてきた。しかしながら、震災によって、改めて人と人とのつながりを感じたり、新たな出会いが訪れたり、大変な体験をしたことによって自分自身が成長したと感じることができたなど、微々たるものではあるかもしれないが震災がもたらす影響は必ずしも否定的なものばかりではないといえるだろう。

上記のような、肯定的な側面の最たるものとして震災婚ブームが挙げられる。これは震災を機に結婚した男女のことを指す言葉であり、マスメディアなどで取り上げられた。実際には、震災発生年（平成二四年）における婚姻率の減少を根拠に、震災婚ブームは嘘であるとの指摘もみられる(1)。

しかしながら、震災婚がブームかどうかはさておき、震災を機に結婚した夫婦・カップルは存在する。本稿では、震災を契機として親密な関係になり、事実上の婚姻関係を結んだ男女を「震災カップル」と定義し[2]、その特徴について量的調査を通して明らかにすることを目的とする。

## 1 本調査の問題と目的

東北大学・家族心理・震災婚調査班[2]は、地震、津波の被害のあった宮城県で震災を機に結婚したカップルに対してインタビュー調査を実施している。その結果、震災後の生活再建という文脈の中で、健康面や金銭面、人生観などのさまざまな要因が組み合わさることで、カップルの求心性が高まり、結婚に結びついていったこと、これまで結婚を阻害する要因として指摘されていた仕事やライフスタイルが震災によって喪失していたため、阻害要因として働かなかったこと、震災カップルは自分たちの結婚に「前向きさ」を感じるとともに、震災という悲しみの中で結婚するため「後ろめたさ」を感じていることなどが明らかとなった。

しかしながら、これらは、特定の地域の少人数のインタビュー調査から明らかになったものであり、多くの震災カップルの特徴を示しているかどうかの検証が必要である。また、一口に震災カップルといっても、震災の影響を直接受けているか否かによっても違いがみられることも考えられる。たとえば、実際に地震、津波、放射能の被害を直接的に経験したり、日常的に被害の様子を目の当たりにする環境下で結婚を決意したカップルと、直接的には経験していないが、テレビなどの映像をみて不安に駆られ、結婚を決意したカップルとでは、その後の夫婦関係に震災が与える影響は大きく異なることが考えられる。そこで、本研究では、地震、津波、放射能など震災による影響が大きかった被災3

県（岩手県、宮城県、福島県）とその他の地域を分けて検討を行う。[注1]

震災カップルの特徴を示す指標として、本研究では、コミュニケーションに着目する。夫婦（カップル）のコミュニケーションは、夫婦（カップル）関係の満足感と関連がみられたり[3]、離婚を予測することも明らかとなっている[4]。本研究では、このコミュニケーションを測定する質問紙としてCPQ（Communication Patterns Questionnaire）[5]を使用する。

CPQは夫婦（カップル）のコミュニケーションを、夫婦（カップル）がそのシステムを維持するために行う行動と捉え、一方だけの行動を測定するのではなく、パターンとして捉えているのが特徴である。CPQにはさまざまな因子構造があることが指摘されているが[6]、概ね相補的なコミュニケーション・パターン、相称的なコミュニケーション・パターンに分けることができる。相補的なコミュニケーション・パターンとは、一方が話し合いをしようとする間、もう片方は話し合いを避けようとしたり、一方が相手に対して要求し、もう片方がその場から引こうとするようなコミュニケーション・パターンである[7]。相称的なコミュニケーション・パターンとは、お互いに話し合ったり、感情を表出したりするなど、生産的なコミュニケーション・パターンや、お互いに会話をせずに回避したり、お互いに責め合う非生産的なコミュニケーション・パターンである[7]。CPQは日本においても信頼性と妥当性が検証されており[8]、コミュニケーション・パターンと伝統的性役割観や呼称との関連も指摘されている[9]。

また、本研究では「結婚当初」「結婚半年後」「結婚1年後」「現在」と四つの時期のカップル間の仲の良さや結婚満足度についても測定する。回答する時点からみて過去のことを尋ねることになるが、四つの時期に分けることで、どのときの関係が現在のコミュニケーションに影響を与えているのか調べることが可能となる。

以上より、本稿では、震災カップルのカップル間のコミュニケーションの測定にCPQを使用し、関係性の指標として仲の良さや結婚満足度を用い、量的な調査を通して、震災カップルの特徴を明らかにすることを目的とする。その際、直接的な被害が大きかった宮城県、福島県、岩手県のカップルとその他の地域のカップルとの比較を行う。

## *2* CPQを用いた震災カップルの量的調査

### ●方　法

①調査協力者と手続き

本研究は、二〇一三年七月にインターネット調査会社「楽天リサーチ」のモニターの中から、東日本大震災後一年以内に入籍および入籍はしていないがパートナーと同居し生計を立てている男女を対象に行った。[注2]また、本研究は東日本大震災によって結婚したカップルを対象にした研究であるため、居住地域を震災の影響があったと考えられる東北・関東圏とその他の地域とに分けて募集した。回答に関して著しい不備のみられない594名(男性294名：平均年齢35.56歳、SD = 7.33／女性300名：平均年齢31.56歳、SD = 5.60)を分析対象にした。結婚年数は、平均7.93カ月、SD = 3.85であった。

②調査内容

[フェイスシート]

入籍の有無、現在の居住地、居住状況、東日本大震災発生時の居住地、東日本大震災による転居の有無などについて回答を求めた。入籍していないカップルについては、「夫婦関係」「結婚」の箇所を「パートナーとの関係」「同居」と置きかえてもらい回答を求めた。

[結婚（同居）に関しての震災の影響]

結婚や同居に関して、震災の影響をどの程度受けたかに関しての質問である。「お二人が結婚（または、同居）するにあたり、震災の影響をどの程度受けたと思いますか」という質問に対して「1：まったく影響を受けなかった」～「6：とても影響を受けた」の6件法で回答を求めた。

[夫婦関係満足度の変化]

夫婦関係の満足度の変化について、「結婚当初」「結婚半年後」「結婚1年後」「現在」の四つの時期について尋ねた。柏木・平山[10]を参考に「夫婦関係全般に対してどれくらい満足していますか」という質問に対して「1：おおいに不満足である」～「10：おおいに満足である」の10件法で回答を求めた。

[結びつきの変化]

夫婦の仲の良さや親密さについて、「結婚当初」「結婚半年後」「結婚1年後」「現在」の四つの時期について尋ねた。野口ら[11]や若島ら[12]を参考に、「あなたとパートナーとの関係における結びつき（仲の良さや親密さ、連帯感）」について「1：結びつきが非常に弱い」～「10：結びつきが非常に強い」の10件法で回答を求めた。

[夫婦間コミュニケーション]

CPQ[5][8]の短縮版11項目[13]を使用した。それぞれの項目について、「1：ほとんど起こりそうにない」～「9：かなり起こりそうである」の9件法で回答を求めた。

## ●結　果

分析にはSPSS ver. 19.0 for Windowsを用いた。

①因子分析

CPQについて因子分析（最尤法・プロマックス回転）を行ったところ、2項目が削除され、3因子が抽出された（表1）。横谷・長谷川[8]を参考に、相互交流的コミュニケーション、夫主張的コミュニケーション、妻主張的コミュニケーションと名づけた。また、各因子の内的整合性は、相互交流的コミュニケーション $\alpha = .781$、夫主張的コミュニケーション $\alpha = .782$、妻主張的コミュニケーション

**表1　CPQ因子分析結果**（最尤法・プロマックス回転）

| | 項目 | 因子 | | |
|---|---|---|---|---|
| | | 相互 | 夫主張 | 妻主張 |
| 質問2 | 二人ともその問題について話し合おうとする | .812 | .080 | .029 |
| 質問6 | 二人ともお互いに自分の気持ちを表現する | .756 | -.032 | -.071 |
| 質問7 | 二人とも可能な解決策や妥協案を提案する | .649 | -.120 | -.012 |
| 質問3 | 夫は話し合いを始めようとするが、妻は話し合いを避けようとする | -.020 | .809 | -.177 |
| 質問8 | 夫はガミガミ言って、要求してくる一方、妻はひきこもるか、沈黙するか、もしくはその問題についてさらに話し合うことを拒む | .038 | .658 | .287 |
| 質問10 | 夫は批判する一方、妻は自分の主張に固執する | -.063 | .632 | -.070 |
| 質問4 | 妻は話し合いを始めようとするが、夫は話し合いを避けようとする | -.001 | -.224 | .989 |
| 質問9 | 妻はガミガミ言って、要求してくる一方、夫はひきこもるか、沈黙するか、もしくはその問題についてさらに話し合うことを拒む | -.085 | .030 | .603 |
| 質問11 | 妻は批判する一方、夫は自分の主張に固執する | .059 | .392 | .540 |
| | **因子間相関　相互** | 1.00 | -.098 | -.077 |
| | **夫主張** | | 1.00 | .653 |
| | **妻主張** | | | 1.00 |

$\alpha = .751$ であった。

②基礎統計

婚姻関係については、入籍している者が577名、入籍はしていない事実婚が17名であった。現在の住居は自宅が522名、応急仮設住宅が11名、仮設住宅が7名、親戚・知人宅が8名、その他が39名、未回答が7名であった。東日本大震災当時の居住状況については、被災3県が137名、その他の地域が457名であった。震災による転居の有無に関しては、津波による転居が24名、原発事故による転居が29名、地震による転居が26名、その他の要因による転居が27名、転居しなかった者が517名であった。以後の分析では、東日本大震災時の居住状況によって、被災3県とその他の地域とに分けて分析を行う。

次に、地域間での平均値の差の検定を行った（表2）。結婚満足度、結びつきにおいて、被災3県の

**表2　各得点の被災地別**（被災3県とその他）**の平均点、SDおよびt検定結果**（$n$ = 594）

| | 被災3県 | その他 | $t$値 |
|---|---|---|---|
| | M（$SD$） | M（$SD$） | |
| 経済状況 | 2.65（1.03） | 2.74（.98） | -.93 |
| 家事分担 | 2.50（1.21） | 2.62（1.16） | -1.11 |
| 離婚志向 | .85（1.53） | .70（1.39） | 1.11 |
| 満足度 | 14.51（5.59） | 15.88（5.05） | -2.70** |
| 満足度（当初） | 6.75（2.84） | 7.40（2.36） | -2.42* |
| 満足度（半年後） | 6.58（2.69） | 7.28（2.44） | -2.85** |
| 満足度（1年後） | 6.64（2.68） | 7.25（2.46） | -2.50* |
| 満足度（現在） | 6.59（2.89） | 7.38（2.52） | -2.88** |
| 結びつき（当初） | 6.61（2.78） | 7.20（2.40） | -2.23* |
| 結びつき（半年後） | 6.40（2.67） | 7.19（2.34） | -3.14** |
| 結びつき（1年後） | 6.52（2.62） | 7.28（2.42） | -3.18** |
| 結びつき（現在） | 6.49（2.84） | 7.36（2.59） | -3.38** |
| 震災の影響 | 4.26（1.67） | 3.08（1.74） | 7.06*** |
| 相互交流 | 16.61（6.40） | 17.33（5.62） | -1.27 |
| 夫主張 | 10.36（5.86） | 9.56（5.46） | 1.47 |
| 妻主張 | 8.55（4.67） | 7.92（4.41） | 1.45 |
| 協調的コミュニケーション | 16.61（6.40） | 17.33（5.62） | -1.27 |
| 非協調的コミュニケーション | 26.13（12.53） | 23.78（11.19） | 2.10* |

*$p$ < .05, **$p$ < .01, ***$p$ < .001

ほうがその他の地域よりも有意に得点が低いことが示された。

③関係性がカップル間のコミュニケーションに与える影響

被災3県とその他の地域を分け、CPQの各因子を従属変数、経済状況・各地点での満足度・各地点での結びつきを独立変数をとする重回帰分析を行った。多重共線性については、共線性の判断指標であるVIF（variance inflation factors）の値がいずれの変数も2・0以下であったことなどから問題はないと判断した。まず、相互交流的コミュニケーションを従属変数とした結果では、被災3県においては、結婚1年後の結びつき（$\beta$ = .44, $p$ < .001）、震災の影響（$\beta$ = .17, $p$ < .05）、結婚当初の満足度（$\beta$ = .18, $p$ < .05）が正の有意な標準偏回帰

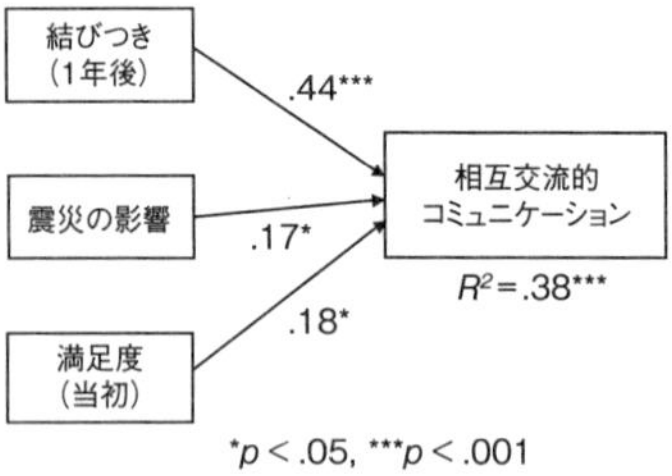


**図1　被災3県における相互交流的コミュニケーションに影響を与える要因の検討**（$n$ = 137）

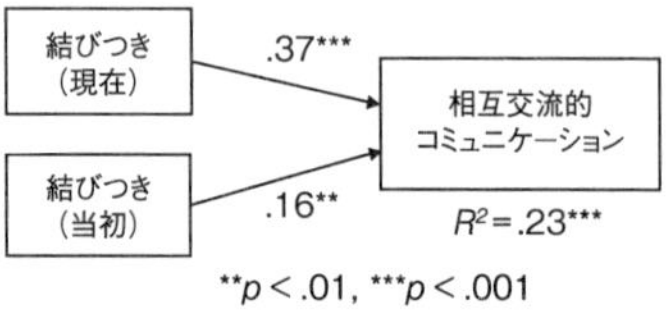


**図2　その他における相互交流的コミュニケーションに影響を与える要因の検討**（$n$ = 457）

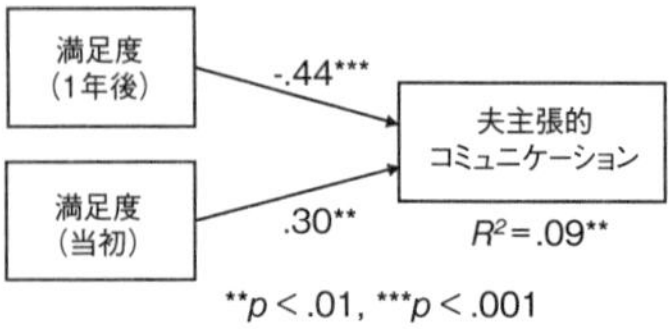


**図3　被災3県における夫主張的コミュニケーションに影響を与える要因の検討**（$n$ = 137）

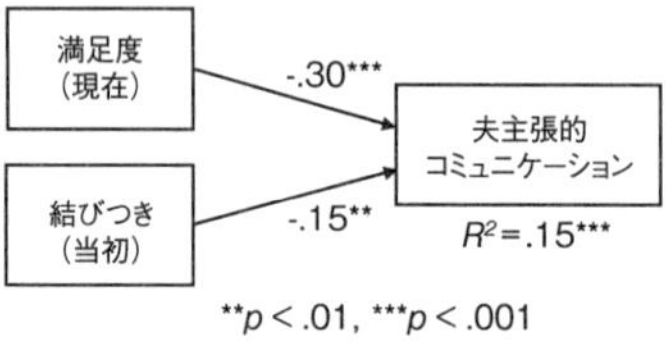


**図4　その他における夫主張的コミュニケーションに影響を与える要因の検討**（$n$ = 457）

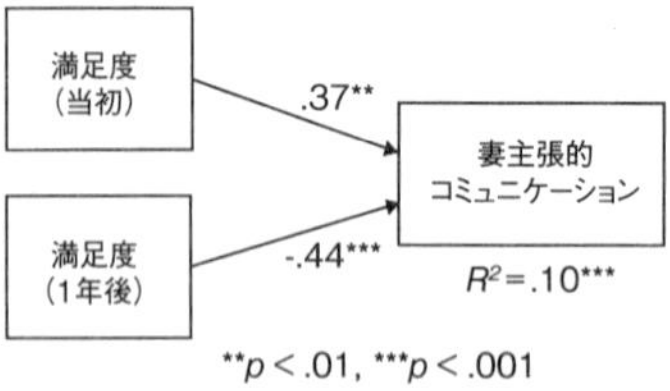


**図5　被災3県における妻主張的コミュニケーションに影響を与える要因の検討**（$n$ = 137）

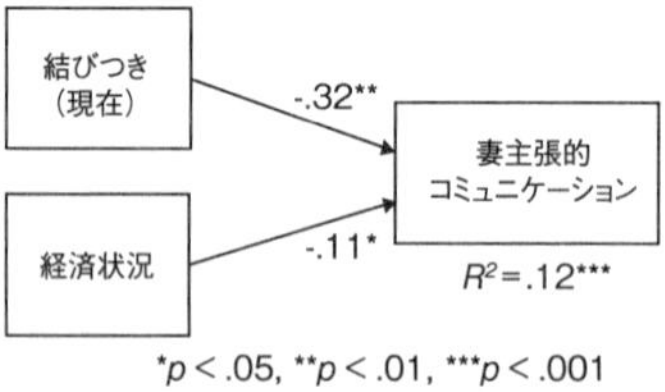


**図6　その他における妻主張的コミュニケーションに影響を与える要因の検討**（$n$ = 457）

係数を示した（図1）。その他の地域においては、現在の結びつき（$\beta = .37, p < .001$）、結婚当初の結びつき（$\beta = .16, p < .01$）が正の有意な標準偏回帰係数を示した（図2）。夫主張的コミュニケーションを従属変数とした結果では、被災3県においては、結婚1年後の結婚満足感（$\beta = -.44, p < .001$）、結婚当初の結婚満足感（$\beta = .30, p < .01$）が正の有意な標準偏回帰係数を示した（図3）。その他の地域においては、現在の結婚満足感（$\beta = -.30, p < .001$）、結婚当初の結びつき（$\beta = -.15, p < .01$）が負の有意な標準偏回帰係数を示した（図4）。妻主張的コミュニケーションを従属変数とした結果では、被災3県においては、結婚当初の結婚満足感（$\beta = .37, p < .01$）が正の有意な標準偏回帰係数、結婚1年後の結婚満足感（$\beta = -.44, p < .001$）が負の有意な標準偏回帰係数を示した（図5）。その他の地域においては、現在の結びつき（$\beta = -.32, p < .01$）、経済状況（$\beta = -.11, p < .05$）が負の有意な標準偏回帰係数を示した（図6）。

## ●考　察

本研究の目的は、量的な調査を通して、震災カップルの特徴を明らかにすることであった。被災3県とその他の地域とを分けて分析を行った結果、その他の地域では、結婚当初と現在のカップルの結びつきが相互交流的コミュニケーションを促進しているのに対して、被災3県では、結婚1年後の結びつき、結婚に関しての震災の影響、結婚当初の満足度が相互交流的コミュニケーションを促進していた。相互交流的コミュニケーションは、カップルがお互いに問題に対して生産的に話し合うことを示している。このようなコミュニケーションは、カップルの満足感を高め、離婚のリスクを減らすことが明らかとなっている[4]。したがって、相互交流的コミュニケーションは夫婦関係を維持する肯定的なコミュニケーション・パターンといえるだろう。特に、被災3県においては、相互交流的コミュニケーションを促進させる要因に震災の影響が含まれていた。これは、結婚に関して震災の影響を強く受けたと感じるほど、カップルの関係を維持するコミュニケーションを多く行うということである。震災カップルは成立にあたり、被災体験によって強く結びつき、結婚した背景がある。震災の影響がカップルのコミュニケーションに肯定的な影響を与えているということは、カップルとして一緒に震災を乗り越えようとしている様子を示しているといえるかもしれない。

また、被災3県に関して、結婚から1年後のカップルの結びつきが相互交流的なコミュニケーションに影響を与えていた。これは、一時的ではなく継続して信頼関係が保てていると感じていることが、カップルの関係を維持しようとするコミュニケーションを生み出していると考えられる。被災3県以外のその他の地域においても、現在と結婚当初の結びつきが相互交流的コミュニケーションを促進しており、結びつきの高さはカップルの関係を維持していくうえで重要な要素であると考えられる。これは、結びつきが家族構造の理解において重要な因子という指摘[11]とも合致している。

夫主張的コミュニケーションと妻主張的コミュニケーションについては、震災の影響との関連はみられなかった。被災3県とその他の地域の双方において、結婚1年後、もしくは現在の夫婦関係満足度や夫婦の結びつきが夫主張的コミュニケーション、妻主張的コミュニケーションを低下させていた。夫主張的コミュニケーションと妻主張的コミュニケーションは、相称的なコミュニケーション・パターンであり、カップル間の格差やカップル間の相対的な序列を示していると考えられている[9][14]。そのため、現在に近い地点でカップル間の関係に満足していることは、お互いの地位が対等であることを示しており、格差が生じるようなコミュニケーションが少なくなることを示してと考えられる。

本研究の課題としては、調査方法による問題点が挙げられる。本研究はインターネットによる調査であるため、回答者が比較的若い年齢に偏っている。東北大学・家族心理・震災婚調査班[2]では、60代の再婚によるカップルに対してもインタビューを行っており、震災カップルは必ずしも若年層や初婚のカップルとは限らない。したがって、今後は年齢や結婚経験を分けたうえで、カップルの関係性の維持に与える影響に着目していく必要があるだろう。また、カップル同士でのデータの収集や縦断的な調査を実施し、震災カップルがどのような変化をたどっていくのかについても検討していく必要があるだろう。本研究の時点ではカップルの肯定的なコミュニケーションに特に震災の影響が見受けられたが、時間が経つにつれてその影響がどのように変化するのかについても調査を行っていく必要があるだろう。

しかしながら、本研究は、震災カップルを対象に行った量的な調査であり、大規模災害という困難を乗り越えて成立したカップルにとって東日本大震災はカップルの関係の維持という意味でも肯定的な影響を与えていることを実証した点では価値のある研究といえるだろう。震災が個人の災害後の成長だけではなく、カップルとしての成長にも関連していたことは、震災婚ブームによって、婚姻率が上昇したか否かという議論とは異なった視点をもたらしたといえるかもしれない。

注1　厳密には震災発生時に被災3県にいた者だけが震災の影響を受けているとはいえない。たとえば、震災発生時に東京にいたが

放射能の影響を危惧し関西に移住した者などは震災によって居住地を変更しているため、震災の影響を強く受けているといえるだろう。しかしながら、前述の「震災状況でのカップルについて」（200～215頁）では被災3県での婚姻率に言及していることを踏まえ、本稿では被災3県とその他の地域に分けて分析を行う。

**注2**　インターネット調査を用いた場合、質問紙調査と比較して回答者の属性に若干のゆがみがある可能性が指摘されている。[15] しかし、ゴスリングら[16]では、インターネット調査を心理学の調査手法として用いることの妥当性も示している。

## 文献


（1）Infoseekニュース（二〇一二）震災婚ブームはウソだった　http://ceron.jp/url/news.infoseek.co.jp/article/05gendainet000163696

（2）東北大学・家族心理・震災婚調査班（高橋恵子・三道なぎさ・森川夏乃・望月このみ・伴菜々子・栗田裕生・柳生奈緒・田松花梨・岡部俊太郎・栗田康文・山形千遥・長谷川啓三・若島孔文）（二〇一三）震災婚・震災カップル　日本家族心理学会（編）『現代の結婚・離婚（家族心理学年報31）』金子書房　三二～四五頁

（3）Gottman, J.M. & Krokoff, L.J.（1989）The relationship between marital interaction and marital satisfaction: A longitudinal view. *Journal of Consulting and Clinical Psychology, 57*, 47-52.

（4）Gottman, J.M. & Levenson, R.W.（2000）The timing of divorce: Predicting when a couple will divorce over a 14-year period. *Journal of Marriage and the Family, 62*, 737-745.

（5）Christensen, A. & Sullaway, M.（1984）*Communication patterns questionnare*. Unpublished questionnaire. Los Angeles: University of California.

（6） Futris, T.G., Campbell, K., Nielsen, R.B. & Burwell, S.R.（2010）The communication patterns questionnaire-short form: A review and assessment. *The Family Journal: Counseling and Therapy for Couple and Families, 18*, 275-287.

（7） Christensen, A. & Shenk, J.L.（1991）Communication, conflict, and psychological distance in nondistressed, clinic, and divorcing couples. *Journal of Consulting and Clinical Psychology, 59*, 458-463.

（8） 横谷謙次・長谷川啓三（二〇一一ａ）Communication Patterns Questionnaire（ＣＰＱ）日本語版の検討：尺度の信頼性と妥当性．『カウンセリング研究』44　二四四～二五三頁

（9） 横谷謙次・長谷川啓三（二〇一一ｂ）夫婦間のコミュニケーションが表す夫婦間の格差と性役割観：要求／引くコミュニケーションと呼び捨て呼称で呼ぶ行為．『家族心理学研究』25　一四八～一五九頁

（10） 柏木惠子・平山順子（二〇〇三）結婚の「現実」と夫婦関係満足度との関連性：妻はなぜ不満か．『心理学研究』74　一二二～一三〇頁

（11） 野口修司・狐塚貴博・宇佐見貴章・若島孔文（二〇〇九）家族構造測定尺度－ＩＣＨＩＧＥＫＩ－の作成と妥当性の検討．『東北大学大学院教育学研究科研究年報』58　二四七～二六六頁

（12） Wakashima, K., Kozuka, T., Italira, N. & Usami, T.（2011）Simultaneous and cumulative family relationship: Examining with ICHIGEKI. *International Journal of Brief Therapy and Family Science, 1*, 104-110.

（13） Christensen, A. & Heavey, C.L.（1990）Gender and social structure in the demand-withdraw pattern of marital conflict. *Journal of Personality and Social Psychology, 59*, 73-81.

（14） Klinetob, N.A. & Smith, D.A.（1996）Demand-withdraw communication in marital interaction: Tests of interspousal contingency and gender role hypotheses. *Journal of Marriage and the Family, 58*, 945-957.

(15) 前田忠彦・大隅昇（二〇〇六）自記式調査における実査方式間の比較研究：Ｗｅｂ調査の特徴を調べるための実験的検討『エストレーラ』１４３ 一二〜一九頁

(16) Gosling, S.D., Vazire, S., Srivastava, S. & John, O.P. (2004) Should we trust web-based studies?: A comparative analysis of six preconceptions. *American Psychologist, 59*, 93-104.

# 震災後のカップルを支援するために

―― 森川夏乃

これまでリサーチ・シックス震災カップル班では、震災を契機として親密な関係になり、事実上の婚姻関係を結んだ男女を「震災カップル」と定義し[1][2]、調査を行ってきた。前述のインタビュー調査（205〜213頁）とアンケート調査（217〜227頁）を通じて、震災後にカップルに何が起こり、どのように二人の関係が築かれるのかを調査してきた。その結果、震災カップルは震災という危機的事態の中で、生活面・経済面・心理面などが震災の影響を受けていることが明らかになってきた。また、ネガティブな影響だけではなく、大変な状況の中でも前に進もうともがき、それまではみられなかった発達を遂げている夫婦の姿があることもみえてきた。震災カップルがさらに前に進んでいくために、支援者はどのようなサポートをすればよいのであろうか。

また、震災が影響を与えたのは震災カップルだけではないだろう。震災以前に結婚し夫婦関係にあった人たち（以降、非震災婚夫婦）にも、震災はさまざまな影響をもたらした。非震災婚夫婦は、既に子どもや財産、社会的地位などもあるため、概して震災カップル以上に責任感や喪失感が大きく、前に進むエネルギーが求められるだろう。そこで本稿では、震災カップルに加えて、非震災婚夫婦の支援についても述べていく。

夫婦関係は自身や子どもの精神的健康、家族の機能状態にも大きく関わってくるものである。[3][4] また、夫婦サブシステムは家族システムの中心的な単位でもあるため、夫婦サブシステムへの支援は、家族システムの成長へもつながるだろう。家族とともに健やかな人生を送るためにも夫婦システムへの支援は重要であるといえる。

## 1　震災カップルへの支援

### ●震災によるこころの動きと結婚生活

震災によって、それまで当たり前としてきた生活ができなくなり、日常生活とはかけ離れた異常な体験をした。中には、危うく死にかけるような体験や喪失体験をした人もいる。このような強いストレスや不安を感じさせる体験によって、人々は他者に対して愛着やつながりを強く感じる心理になる。[5][6] これは東日本大震災後に、日本中で「絆」が強調されたことからもわかるだろう。このような心理的状態からか、東日本大震災後の二〇一一年六月には、独身男女の結婚観に変化がみられた。アクサ生命保険によるアンケート調査では、「理想の人が現れるまで、結婚しない」が震災前（二〇一〇年）の46・4パーセントから震災後（二〇一一年六月）は40・8パーセント、「理想の人でなくても妥協して結婚する」が震災前の7・5パーセントから震災後は12・1パーセントへと、結婚条件が緩和されていた。[7] 震災後に独身者の結婚への欲求が高まっていることがわかる。「震災状況でのカップルについて」で前述されたように、震災カップルはいわばこのようなこころの動きによって、結婚へと至った夫婦だと考えられる。

しかし、震災直後と震災3カ月後の結婚観を比較した調査からは、3カ月が経過する中で結婚したい気持ちが減少していることが示された。[8] 震災直後に結婚したい気持ちが強くなった男性は27・4パーセントだったが、3カ月後にはその約半分の15・7パーセントに減少しており、同様に女性も直後は36・9パーセントだったのに対し、3カ月後には17・3パーセントに減少していた。回答者からは、「震災直後よりも、将来について冷静に考えるようになった」「震災から時間が経つにつれて、震災前の生活リズムに戻りつつある」「誰でもいいわけじゃないし、急に婚活が上手くいくようになるわけじゃない」という意見が寄せられている。つまり、つながりを求める心理状態が持続するわけではないのだ。

加えて結婚後は、配偶者は心理的安定を満たしてくれる存在であるだけではなく、夫婦関係を築いていくために生活のさまざまなことを役割分担し合うパートナーとなる。「震災状況でのカップルについて」で前述されたように、震災カップルには非常に短い交際期間で結婚に至った夫婦がみられた。[9] そのため、通常のカップルが恋愛段階で経験するような、ペアとして相補的な役割分担を行う段階を経ずに結婚に至った震災カップルもいるだろう。したがって、結婚し一緒に生活を始めてから、夫婦としてどのように役割分担を行っていくのかについてさまざまな話し合いを行い、とり決めていく必要がある。

危機的状況の中で前に進んでいく過程の中で震災カップルは誕生したが、結婚がゴールではない。前述の「震災後に結婚したカップルのコミュニケーション」では、被災3県の夫婦はそれ以外の都道府県の夫婦に比べて、結びつきや夫婦の満足度が低いことが示されていた。震災カップルの二人の関係が結婚後もさらに発達していくことができるよう、具体的にどのように夫婦で役割分担をしながら、夫婦として今後の生活を送っていくのかというルールを築いていく過程を支えていくことが重要だろう。

## ●新婚期の夫婦として

ここで、震災カップルに対してカップルカウンセリングを行った事例を紹介する(なお、本事例は東北大学・家族心理・震災婚調査班が二〇一三年に報告した事例を一部改変したものである)。

【事例1】二人のルール

夫婦間の不和が主訴で、カウンセリングを求めて来談した30歳代の夫婦である。この夫婦は震災を契機に男性からのプロポーズを受け入れ同居し始めた。しかし、実際に同居し始めてみると、妻は夫との性格のズレや生活リズムのズレを実感し、夫に対して不満を感じるようになった。そして、ついに一緒に生活することが難しくなり、別居するようになったが、さすがに結婚してすぐに別居し始めてしまったこの状況はよくないと考え来談してきた。

そこで、カウンセラーは、お互いが語る相手の行動や性格、不満について聞いたうえで、妻が感じている性格や生活リズムのズレを新婚者の「夫婦間ルールの未完成」の問題であるとリフレームした。

そして、新婚夫婦として新しいルールを築いていくために、それぞれがどのように役割分担をしていったらよいか話し合うことを勧めた。すると妻は、「これまで家事全般は自分がするものだと思い込み、我慢しながらやっており、そのことにも不満を感じていた。このことについても、話し合う必要があった」ことに気がついた。そして、次に来談したときには、ゴミ捨てや洗濯は夫が引き受け、夫婦で家事を役割分担してこなすことになったことを話された。カウンセラーは、話し合いを行い、なおかつ自分たちにあった役割分担を見出しうまくいっていることについて褒めた。また、「頑張り屋の妻に対して、夫は聞き役となり陰ながら支えてくれる存在である」と、行動や性格面の違いも役割分担だと言い換え、情緒的なサポートの面でも協力し合う関係があることを伝えた。次第に、夫婦間に夫婦としてのルールができていき、二人で生活を送っていくことができるようになった。

＊　＊　＊

この事例の夫婦は、具体的な結婚生活のビジョンを話し合う前に結婚生活に突入した。そのため、妻は自分の考えていた結婚生活のイメージと実際の生活のギャップにとまどい、カウンセリングが必要な状況になった。そこで、カウンセラーは、夫と妻との間でズレが生じている状況のフレームを、夫婦の「ルールの未完成」状態であるというフレームへと変えた。これによって、夫婦間のズレが生じることは問題として捉えられなくなった。そして、結婚したばかりなので夫婦間にズレがあるのは当然であるという文脈の中で、ズレを小さくするための介入を行った。同時に、夫婦間でみられる役割分担を促進することで、夫婦間でのルールはより明確となった。このような中で、妻は夫との間で話し合いをする必要があることに気がつき、それが行われていくことで、二人で夫婦の問題に対処していくことができるようになったと思われる。

このように新しく家族となった夫婦としてルールを形成していくことは、震災カップルにかかわらず新婚期の夫婦がこなすべき課題である[10]。特に、夫婦が互いの考えや目標を共有し、一緒に問題解決を図っていくことができるようになることで、夫婦は発達を遂げていくことができる。そのため、震災カップルであることによる特殊な問題（たとえば、経済的問題、住環境の問題、親族の喪失など）に特別に着目し取りあげるのではなく、夫婦が新しいルールを形成していく中で、これらの問題についてどのように取り組んでいくのかを決めていくよう促すことが重要だろう。むしろ、震災カップルは喪失からの回復や生活再建に取り組んでいくパートナーであるという点において、非震災婚の新婚期カップルよりも二人が向かうべき目標は明確であるという強みがあるかもしれない。

## 2　非震災婚夫婦への支援

### ●震災による生活環境の変化と夫婦関係の変化

震災カップルにとっての震災は、結婚へとつき動かす契機となったのに対し、既に結婚していた夫婦にとっての震災はどのようなものであったのだろうか。実は、震災直後に震災婚がインターネットや紙面で話題に上ったしばらく後、震災を契機に離婚するいわゆる「震災離婚」が増えていることも話題になっていた[11][12]。震災離婚のきっかけとなった要因としては、夫婦の価値観の不一致があらわになったことや、配偶者に対する期待が裏切られたこと、夫婦別居を余儀なくされたためなどの理由が挙げ

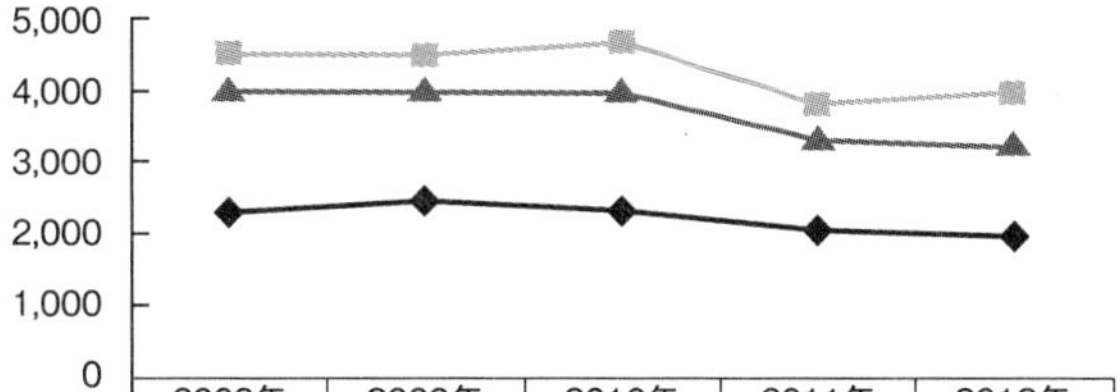


| | 2008年 | 2009年 | 2010年 | 2011年 | 2012年 |
|---|---|---|---|---|---|
| 岩手県 | 2,323 | 2,429 | 2,327 | 2,038 | 1,976 |
| 宮城県 | 4,554 | 4,522 | 4,667 | 3,826 | 3,957 |
| 福島県 | 3,991 | 3,993 | 3,965 | 3,341 | 3,210 |

**図1　震災前後の離婚件数の推移**

られていた[13]。しかし、実際には被災3県（岩手・宮城・福島）の震災前後の離婚件数の変化をみると[14][15][16]、話題に反して減少傾向にある（図1）。

このように、実際の数値には変化がみられないにもかかわらず、震災離婚が話題になった背景には何があるのだろうか。ひとつには、震災後に夫婦関係の危機を感じた夫婦が多かったからではないだろうか。震災カップルにとっての震災は結婚へとつき動かす契機となった。しかし、既に結婚していた夫婦（特に、結婚年数が長ければ長いほど）にとっては、夫婦がこれまでに築き上げてきた生活環境・経済状況・就業形態を大きく揺るがし、夫婦関係の衝突や相手に対する不満を生じさせたことが考えられる。たとえば、夫・妻の就業形態や収入は夫婦関係満足度や夫婦のコミュニケーションと関連するため[17][18]、震災によって失業し財産を失うことで、夫あるいは妻の就業状態や収入が変化し、震災以前のような関係満足度やコミュニケーションを維持できなくなったことが考えられる。また、仮設住宅への入居や同居家族の増減によって、生活空間や生活スタイルが大きく変化した夫婦もいるだろう。さらに、夫あるいは妻が抑うつ的になったりPTSD様症状を呈している夫婦もいる。

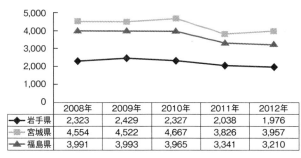

このような状況に応じて、夫婦関係を変化させていくことができればよいが、震災後の慌ただしい生活再建の中で、夫婦関係に目を向け変えていくことは大変なことである（ただでさえこれまで続いてきた夫婦関係を変えるのは難しいことである）。そのため、非震災婚夫婦が直面した危機を乗り越え、新しい夫婦関係を築いていくためのサポートが必要となってくる。

## ●夫婦関係の再構築

震災後から夫婦のコミュニケーション・パターンが変わってしまい、離婚を考えていた妻への支援事例を紹介する。

【事例2】 夫の心のうち

震災以前は大きな問題はなく過ごしてきたのに、震災後から夫婦の喧嘩が絶えなくなった50代夫婦の妻から相談を受けた。夫は震災で仕事をなくし、日中酒を飲んで過ごすようになったという。だらしない生活について、これまでのように妻が夫をいさめると、これまでなら素直に妻の言うことに従っていたのに、大声で怒鳴り返してくるようになった。命令口調で、「おまえがもっとしっかりしろ」というようなことを言ってくるという。妻は腹が立つので反論し返すのだが、そうすると夫は「おまえは俺のことを全く理解していない。自分勝手だ」と激高し暴れる。これまで無口で素直だった夫の豹変ぶりに妻は怖くなり、今の夫とはつき合えないと思い離婚を考え始めた。

カウンセラーは夫の豹変ぶりを聞いたうえで、「旦那さんは今は大きなショックを受けているんでしょうね。すると、怒りっぽくなったり、やたらイライラしたり、落ち込んだ様子もあるかもしれません」と伝えると、「あるある！」。「では、旦那さんはショックを受けて一時的にこのような状態になっていることが考えられます。また、ショックを受けて落ち込んでいるので、つらくて奥さんに頼っているのかもしれません。でもそんなことはしたことがないので、上手く伝えられないのかもしれない」と伝え、夫の様子をよく観察して教えてほしいと、観察課題をお願いした。

その後にお話を聞くと、「夫も大変だと思うとかわいそうになってきた。しょんぼりとお酒を飲んでいることが多いので、晩酌につき合ってあげた」。そうすると、「夫が仕事を探しに行くようになった。外に出て帰ってきた後は比較的気持ちが落ち着いている様子。そのため、行ってみてどうだったかなどの話を聞くと、今の自分の気持ちを語ってくれた」。「正直、夫がこんなふうに考えているのかとわかって、かわいそうに思うようになった」。こうして、夫の話を聞いてあげることで夫を支え、夫婦関係が落ち着いてきたことが語られた。

＊　＊　＊

この事例の夫婦は、震災以前は妻が夫に主張し、夫がそれに従うというコミュニケーション・パターンであった。しかし、震災後は夫が妻に対して主張するように変わったことで夫婦間に衝突が生じていた。夫と妻との間の心理的回復の違いもあり（これは後述する）、双方が相手を変えようと主張し合うことで悪循環が生じていると思われた。このように震災後から夫婦間のコミュニケーション・パターンが変わったのは、夫の就業状態や収入が震災後に変化したこともあるかもしれない。だが、そのことについてのみ言及するよりも、夫婦としてこれからどのようにつき合っていくことがお互いのためになるのかに焦点を当て、悪循環を断ち切り関係構築のためのサポートをすることを重視した。

もともと、中年期の夫婦にとっては、子どもが自立していくために親しい状態になるか、心理的に離れていくかのいずれかに進みやすく[19]、二者関係としての夫婦関係の再構成が課題となる[10]。そのため、震災きっかけではあるが、夫婦関係の再構築を行うことも重要だろう。そこで、「夫はショックを受け弱っている」「本当は妻に頼っているのだ」と妻の夫への見方をリフレームし、さらに観察課題をお願いすることで妻の夫に対する主張的なコミュニケーションに変化を促した。すると、妻が主張的から受容的なコミュニケーションに変わったことで、夫の妻に対する関わり方にも変化が生じた。こうして次第に、夫に対する妻の関わり方のパターンが変わり（主張的なコミュニケーションから受容的なコミュニケーションへ）、夫婦間での新しいコミュニケーション・パターンが生まれたことで落ち着きを取り戻していったと考えられる。

## ●男と女の違い

最後に、夫婦支援を行うにあたって留意しておきたい点として、男女間の差について述べる。震災後の不安や精神症状には男女差があり[20]、男性よりも女性のほうが高くみられる傾向がある。また、仕事や子どもを失ったショックは男女で大きな差があるだろう。そのため、たとえ一緒に生活している夫婦であっても、震災からの心理的な回復過程に夫婦間の違いが生じてくる。時には、それが夫婦間の葛藤へと発展する場合もある。そこで、夫婦の心理的回復のプロセスが異なることから葛藤が生じた夫婦への支援事例を紹介する。

【事例3】それぞれのペースで

震災から2年以上が経過しても、未だにショックから立ち直れない自分に焦っているという女性から相談を受けた。聞いていくと、この女性は震災で子どもを亡くしてしまったという。未だに悪夢を見てしまう。そのことを夫に言うと、夫は「いつまでもうじうじしていないで早く元気になれ。それが子どものためにもなるんだから」と励ましてくれるそうだ。そのように言われても、妻としては焦るばかりでますます自分を責めてしまう。「自分でも早く治らなくてはと思っているんですが、焦るばかりで」と語られた。また、「夫はわが子を亡くして悲しくないんだろうか、なんて無神経な人だ」と怒りさえ感じてしまうという。

そこでカウンセラーは、震災によるショックからの回復のプロセスを説明し、このプロセスは一人ひとり必ず異なる、ということを念を押して伝えた。また、「元気に振る舞おうとするのは旦那さんなりの回復するための行動。旦那さんは何も感じていないのではなく、旦那さんなりの方法で立ち直ろうとしている」ことを伝えた。すると、妻は「自分だけおかしいわけじゃない」ことがわかりとても安心したそうである。そして、後日話を聞くと、自分も夫もそれぞれの方法で立ち直ろうとしていることがわかったので、焦らなくなり、夫に対しても怒りを感じなくなったことが語られた。

＊　＊　＊

この事例の夫婦は、夫婦間に生じた回復プロセスの違いが、夫婦間の価値観の違いとして認識され、葛藤が生じていた。また、夫の何気ない励ましによって、妻は一層焦りや自責感を強めてしまうという悪循環もみられた。そこで、妻に対してこころの回復プロセスについての心理教育を用いたリフレーミングを行い、理解を促した。妻は、今の状態は異常だと考え、治そうと努力することでさらに焦りを感じていたが、心理教育によって今は異常ともいえる中の正常な反応であることがわかり、治そうとする努力をやめたため、焦りや自責感も減った。加えて、夫の行動についても「人それぞれの回復プロセスがあり、あれは旦那さんなりの立ち直り方である」と意味づけることで、自分とは異なる行動をする夫の行動についても受け入れることができ、落ち着いたと考えられる。

このように、特に震災直後では、震災後のストレス反応について心理教育を行い理解を促すことは重要だろう。心理教育は個人の心理的安定のために用いられることが多いが、夫婦が互いの行動を受け入れ一緒に震災を乗り越えていくためにも必須である（先に述べた事例でも、ショックから生じる夫の心理状態について説明し、夫の態度への理解を促している）。特に、失業や子どもの喪失によって、男性（夫／父親）あるいは女性（妻／母親）としてのアイデンティティを失った場合には、男女間での心理状態は大きく異なることが考えられる。そのような場合にも、それぞれの回復プロセスをたどっているという見方を持って心理支援を行うことが必要だろう。そして、夫や妻それぞれの回復プロセスを夫婦で共有することができると、夫婦が互いに支え合いながら乗り越えていく関係を築くことができると考える。

## ●夫婦として震災を乗り越えるために

ここまで述べてきたように、震災後には、震災をきっかけとした生活の変化に伴う夫婦間のコミュニケーションの変化や、心理状態の変化によって価値観のズレや性格のズレを感じ、衝突する夫婦がみられた。事例を通じて述べたように、このような夫婦に対しては、リフレーミングを用いながら悪循環を断ち切り新しいコミュニケーション・パターンを促すことで、夫婦関係の再構築をするサポートが必要となる。夫婦関係の再構築とは、言い換えれば、お互いの家族内の役割の再取得だともいえる。そのため、実際に役割を再取得していくよう促すことも有効だろう。たとえば、仕事を失った旦那さんに対しては、まずは人の役に立つような労働や活動を促したり、子どもを失った母親や配偶者を亡くした夫・妻には、故人の生きた証を残していく役割があると気づくことができるような支援が重要である。

また、夫婦関係の再構築は、結婚生活を持続させることだけに限られたことではない。震災後に大きく生活、経済、仕事などが変わり、夫婦をつなぎとめていたものを失ったことをきっかけに、ついに離婚に踏み切った夫婦もいるのではないかと考えられる。しかし、離婚もまた、新しい夫婦関係の再構築だといえる。夫婦として生活をしていくことに限界を感じていた夫婦にとっては、離婚は適度な距離感を持った関係を築いていくための手段である。そのため結婚・離婚にこだわらず、二人がどのようにつき合っていきたいかに主眼を置き、時には二人が合意して離婚することができるようサポートすることも重要な夫婦支援だといえる。

## 3　震災後の夫婦に対する心理社会的支援とは

### ●システムの自己治癒性に着目する

ここまで述べてきたことから見えてくるのは、震災によって多様な影響を受けた中でも、人は生き抜くために前に進もうともがき、発達していくということである。私たちができるのは、もがきの中にある夫婦をわずかに支えることだろう。なぜなら、システムが自分たちで自分たちを治す力を持っているからである。[21] 事例を通してもわかるように、現在問題として扱われている物事の見方をわずかに変えるだけで、その後は夫婦の力によってさらなる変化が生まれてくることがわかった。たとえば、事例1の震災カップルでは、夫婦間で役割分担を促す話し合いをお願いした後は、自分たちで話し合うことの必要性に気がつき、それぞれが夫・妻として夫婦生活のルールを作り上げていくようになった。また、事例2の中年期夫婦でも、こちらは夫の様子を観察することをお願いしただけだったが、自分で調子の良いときを見つけ、新しい関わり方を見出していた。このように、支援者がすべてを指示し介入課題を提示しなくても、夫婦には自分たちのシステムにフィットしたやり方を見出し、組織化し始める姿がみられた。

このように夫婦は震災によって大きな困難に直面するが、それまでみられなかった新しい関係を築き発達していく力を持っているといえる。「震災状況のカップルについて」（200～215頁）では、次第に二人の間で震災について話し合っていくようになることで、夫婦間のコミュニケーションが発展していくことが考えられた。また「震災後に結婚したカップルのコミュニケーション」（216〜229頁）では、震災カップルの相補的なコミュニケーションの要因として「震災の影響」が含まれており、震災を経験したからこそできる相手への配慮や理解があることで二人の間で対等なコミュニケーションが生まれることがうかがわれた。これらのことから、震災をきっかけとした個人としての成長と同時に、夫婦としての成長・発達も生じるのだと考えられる。そして、夫婦が発達していくことで、家族システム自体にも変化が生まれるだろう。

夫婦システムや家族システムは震災によって確かにゆらぎが生じたが、それ自体が問題ではない。ゆらぎが生じても、システムは自己治癒性を持っている。支援者は、既にみられるシステムの力に着目し、それを用いながら支援していくことが重要だろう。

## ●良循環をもたらす社会システムとは

ここまで震災後の夫婦への心理的支援について述べてきた。だが、それだけではなく、社会全体としても夫婦支援に取り込んでいく必要があるだろう。震災カップル、非震災婚夫婦が生活再建や経済面から受ける影響は大きいため、被災県の夫婦を優遇するような支援が必要になるだろう。特に、生活再建という点では雇用対策が欠かせない。そのため、雇用の捻出は重要になる。行政を中心に、被災後に企業などが被災県に入ってきやすいような支援体制の構築も重要なものになるだろう。

さらに、被災県を支えていく人材を今後確保していくためにも、震災後の夫婦に対する子育て支援なども重要になってくる。たとえば、託児所や保育園のさらなる充実や経済支援が求められるだろう。

現在、被災地では人の流出が激しく、復興にあたる人的資源の不足問題が生じている地域もある。そのため、社会全体で被災地で安心して暮らすことができるような環境づくりを行い、被災地に人を集めていくことが復興へつながっていくだろう。

社会システム全体で震災後の夫婦、家族システムが成長していくことのできる良循環を築いていく必要があると考える。

文献

(1) 東北大学・家族心理・震災婚調査班(高橋恵子・三道なぎさ・森川夏乃・望月このみ・伴菜々子・栗田裕生・柳生奈緒・田松花梨・岡部俊太郎・栗田康文・山形千遥・長谷川啓三・若島孔文)(二〇一三)震災婚・震災カップル.日本家族心理学会(編)『現代の結婚・離婚(家族心理学年報31)』金子書房 三二~四五頁

(2) 東北大学・家族心理・震災婚調査班(高橋恵子・三道なぎさ・森川夏乃・望月このみ・伴菜々子・栗田裕生・柳生奈緒・田松花梨・岡部俊太郎・栗田康文・山形千遥・長谷川啓三・若島孔文)(二〇一三)震災をきっかけに結婚したカップル.『心理臨床の広場』11 三〇~三一頁

(3) 菅原ますみ・八木下暁子・詫摩紀子・小泉智恵・瀬地山葉矢・菅原健介・北村俊則(二〇〇二)夫婦関係と児童期の子どもの抑うつ傾向との関連:家族機能および両親の養育態度を媒介として.『教育心理学研究』50 一二九~一四〇頁

(4) 金政祐司(二〇一二)相互支援が関係満足度ならびに精神的健康に及ぼす影響についての青年期の恋愛関係と中年期の夫婦関係の共通性と差違.『発達心理学研究』23 二九八~三〇九頁

(5) 日下菜穂子・中村義行・山田典子・乾原正(一九九七)災害後の心理的変化と対処方法:阪神・淡路大震災6カ月後の調査.

『教育心理学研究』45　五一～六一頁
(6) 西本実苗・井上健（二〇〇四）震災後の心理的変化：人生観を中心とした検討．『人文研究』54　七二～八六頁
(7) アクサ生命保険株式会社（二〇一一）震災後に「見直したもの」実態調査．http://prw.kyodonews.jp/opn/release/201106277538/
(8) 株式会社ライブドア「youbride」（二〇一一）婚活中の男女の「震災後の結婚」に関する意識調査．http://corp.livedoor.com/press/2011/0623550
(9) Murstein, B.I.（1977）The stimulus-value-role（SVR）theory of dyadic relationships. *Theory and practice in interpersonal attraction*, 105-127.
(10) Carter, E.A. & McGoldrick, M.（Eds.）（1980）*The family life cycle: A framework for family therapy*. New York: Gardner Press.
(11) WOMAN Online（二〇一三）震災離婚で見えた頼れない男．http://wol.nikkeibp.co.jp/article/column/20130805/159143/
(12) DIAMND Online　30～40代男性の4人に1人が独居中高年に!?：「震災離婚」急増で加速する「非婚社会」の衝撃．http://diamond.jp/articles/-/12341
(13) 三浦天紗子（二〇一二）『震災離婚』イースト・プレス
(14) 岩手県（二〇一二）平成24年人口動態統計（確定数）の概況．http://www.pref.iwate.jp/hokenfukushi/toukei/016789.html
(15) 宮城県（二〇一二）平成24年人口動態統計（確定数）の概況．http://www.pref.miyagi.jp/soshiki/hohusom/doutaih24.html
(16) 福島県（二〇一二）平成24年人口動態統計（確定数）の概況．http://www.pref.fukushima.lg.jp/
(17) 平山順子・柏木恵子（二〇〇四）中年期夫婦のコミュニケーション・パターン：夫婦の経済生活及び結婚観との関連．『発達心理学研究』15　八九～一〇〇頁

(18) 伊藤裕子・相良順子・池田政子（二〇〇六）職業生活が中年期夫婦の関係満足度と主観的幸福感に及ぼす影響：妻の就業形態別にみたクロスオーバーの検討．『発達心理学研究』17　六二〜七二頁

(19) Berman, E.M. & Lief, H.I.（1975）Marital therapy from a psychiatric perspective: An overview. *The American journal of psychiatry, 132*, 583-592.

(20) 阿部亮・本間寛子・染矢俊幸（二〇〇九）災害復興時のメンタルヘルスケア．『都市問題』１００　五四〜六一頁

(21) 長谷川啓三・若島孔文（二〇一二）喪失と家族の再生に向けて：システム論の有効性と災害支援．日本家族心理学会（編）『災害支援と家族再生（家族心理学年報30）』金子書房　一七〜三三頁

リサーチ 6

# 震災スピリチュアリティ

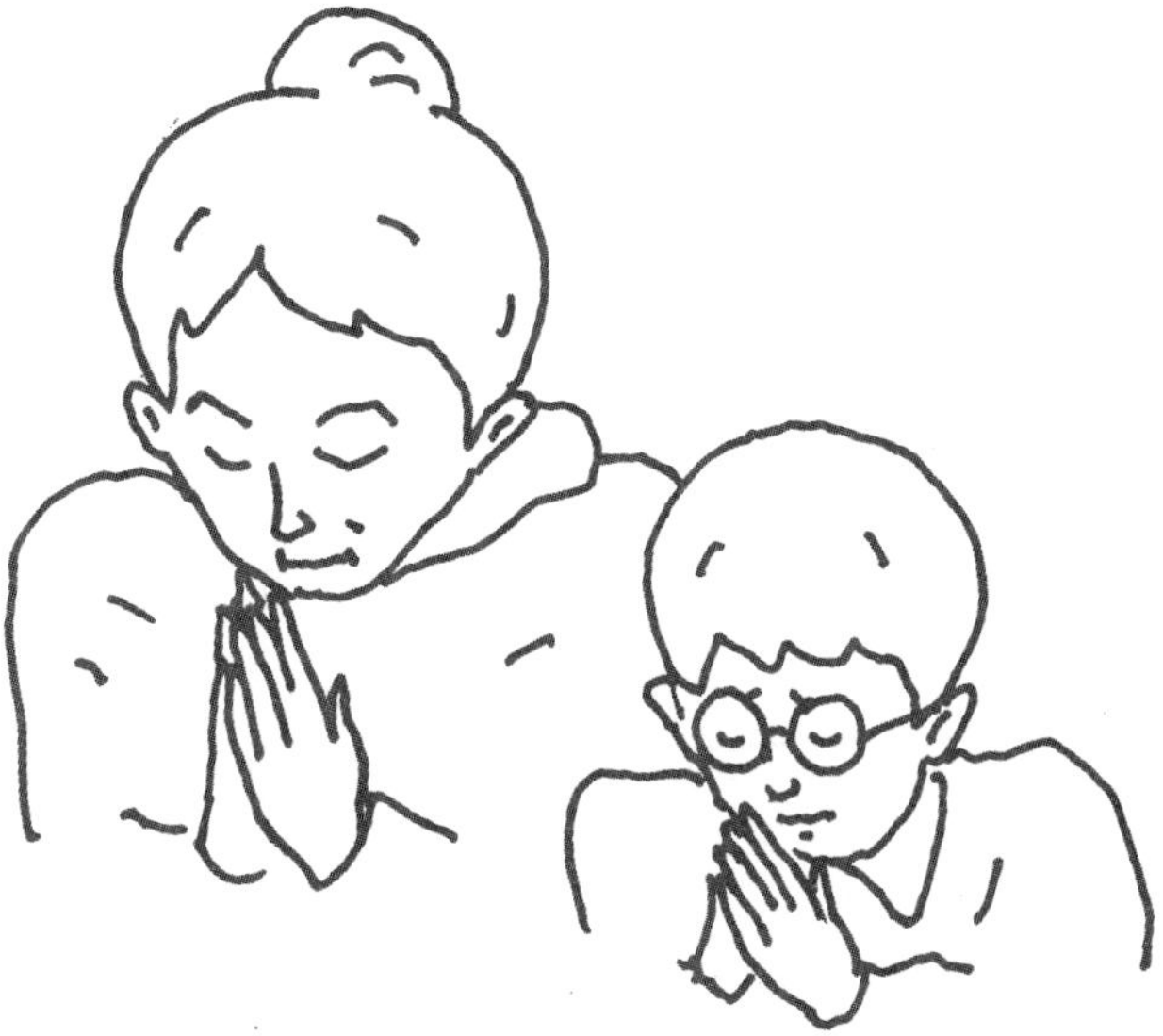

# 震災スピリチュアリティとPTG

——三道なぎさ・張 新荷・栗田康史・山形千遥・牧田理沙・富永紀子・若島孔文・長谷川啓三

## *1* はじめに

東日本大震災については阪神・淡路大震災との比較で宗教者の活躍が、報道を通じて多く目にされた。当の宗教者の団体に属する方もまた、「私たちは阪神・淡路や他の災害でも同じように支援をさせていただいていますが、東日本大震災ではより多く報道をいただいている気がします」という趣旨を述べられる方は少なくない。それは犠牲者の甚大な数による火葬の遅れ、それに伴う仮埋葬など、そのたびに宗派を越えた僧侶の読経、埋葬の儀式の様子が報道されたこともあると思われる。

また家族療法で普通に活用される「家族儀式」のひとつとして、被災家族の抱える心理的問題に対し仏教的な儀式を家族に遂行させることで成功をみた事例も報告されている。[1] 加えて他の研究者たちも、東日本大震災後、「こころのケアとしての宗教」に関心を寄せている。[2][3] 既に、渡邊[4]の阪神・淡路大震災の被災地における調査では、こころのケアへのニーズを表す変数と宗教意識を表す変数との間に有意な正の相関が見出され、こころのケアのニーズと宗教とが、被災者の意識構造において近接していると解釈されてもいる。

本稿では、「震災スピリチュアリティ」と名づけた日本人の宗教性と、PTGとの関連に着目し、検証したい。

## 2 震災と宗教性

海外の災害研究では、災害体験が被災者の宗教性を高めることが実証されている。たとえば、パトリックら[5]は、スリランカでサイクロンの被害を受けた地域で調査を行い、対象者の43パーセントにおいて信仰心が増加したと報告し、オレンディックとホフマン[6]は、一九七八年アメリカ・ミネソタ州の洪水災害後の調査で、対象者の23パーセントが信仰深くなったとしている。また、ショーら[7]では、トラウマ体験は、宗教やスピリチュアリティの深化につながることが示されている。さらに、宗教やスピリチュアリティは度々、トラウマの余波に対処するのに役立つと指摘されている。しかし、日本においては、渡邊[4][8]による阪神・淡路大震災以前と以後の宗教性に関する調査があるものの、被災者の宗教性に関する調査が十分になされているとはいえない状況である。

ところで日本人の宗教性はどのような実態なのだろうか。世界価値観調査[9]によると、「現在何か宗教をお持ちですか」という問いに対して何らかの宗教名を答えた日本人の割合は37パーセントで、アメリカの72パーセントと比べて少ないことが示されている。日本では特定の宗教を信仰している者は少ないが、初詣やお墓参りに行く者は多いことや、河合[10]が、日本人は日常生活と宗教性ということが非常にうまくミックスして生きている不思議な国民であると指摘している。

一方、金児[11]は、日本人の宗教性を「特定の宗教を対象としない宗教意識」としたうえで、「向宗教性」「加護観念」「霊魂観念」の三つの宗教的志向性で測定できるとしている。「向宗教性」とは、一般的な意味で宗教に対して好意的態度または否定的態度をとるのかという次元に関するもので、「加護観念」は、風俗や年中行事としての軽い宗教との結びつきに親しみを感じる宗教性（いわゆる、オカゲさま）、「霊魂観念」とは、霊的存在への信仰、死者への畏怖の感情、あるいは願い事を叶えたり祟りや罰を与えるような人知を超えた存在に対する畏怖の念などを複合した宗教性（いわゆる、タタリ意識）であると述べている。[12]

本稿では、特定の宗教を対象としない日本特有の宗教意識をよく反映していると考えられる金児[12]の「日本人の宗教性」の定義を採用したい。加えて、安藤[13]が日本では「宗教」という言葉に抵抗感があるため、宗教性を「スピリチュアリティ」とカタカナで表記し、宗教という狭い意味にとらわれず包括的な意味を持って使用されていると述べていることに倣って、以降、宗教性を「スピリチュアリティ」と表記することとする。

## *3* 震災とPTG

次に、震災に伴うスピリチュアリティと関連の深い概念として、外傷後成長（Posttraumatic Grow

th：ＰＴＧ）が挙げられる。
カルホーンら[17]は、「宗教的変化の開放性（The degree of openness to religious change）とＰＴＧとの高い正の相関を示している。また、ラウファーとソロモン[18]はテロ事件を経験した青年を対象にスピリチュアリティとＰＴＧとの関連について検討した結果、宗教を持っている青年のほうがより高いＰＴＧが示された。また、ショーら[7]のレビューでは、スピリチュアリティとＰＴＧとの関連について検討しており、「ポジティブな宗教的コーピング」「宗教的開放性」「実存の問いに進んで直面すること」「宗教的関与」「本来備わっている信心深さ」はＰＴＧと関連があると報告している。しかしながら、日本においてスピリチュアリティとＰＴＧとの関連については十分に検討されていない。

加えて、心的外傷の程度が大きいほどＰＴＧが促進されることが指摘されているため[19]、本稿においてはＰＴＧに関連する要因として、被災の程度（震災によって身の周りで亡くなった方がいるかどうか）についてもあわせて検討していく。

## *4* 調査と分析結果

### ●目的

本節では、震災をきっかけとするスピリチュアリティの変化とＰＴＧとの関連について明らかにするため、以下の点を検討する。①宗教観（向宗教性・霊魂観念・加護観念）×被災の程度（身の周りで亡くなられた方の有無）とＰＴＧとの関連、②宗教行動（現生利益的行動・慰霊的行動・自己修養的行動）×被災の程度（身の周りで亡くなられた方の有無）とＰＴＧとの関連。

### ●方　法

①調査対象者

東北地方の大学生・大学院生４５８名から回答を得た。そのうち、回答に不備があった20名、および特定の宗教を信仰しているという項目に回答した16名を除外した４２２名（男性１４６名、女性２７６名、平均年齢20.73歳）を分析対象とした。

②調査時期

二〇一三年九月～二〇一三年一〇月。

③調査手続き

大学の講義時間を利用し、一斉配布／回収。

④質問紙の構成

［フェイスシート］

年齢、性別、特定の宗教を信仰しているかどうか、震災によって重要な関係性にある方を亡くしているかどうかについて尋ねた。

〔測定尺度〕

宗教観尺度：金児[20]によって作成された「向宗教性」「霊魂観念」「加護観念」の三つの下位尺度から構成される尺度である（29項目6件法）。本研究では、調査の都合上「まったく当てはまらない」〜「非常に当てはまる」までの4件法に変更して使用した。

宗教行動尺度：金児[20]によって作成された「現世利益的行動」「慰霊的行動」「自己修養的行動」の三つの下位尺度からなる尺度である（全15項目）。この尺度では、各項目について、過去2〜3年間にそれぞれの行動をとったことがあるかないかについて回答が求められるが、本研究では、便宜的にこの尺度を「まったく当てはまらない」〜「非常に当てはまる」までの4件法に変更して使用した。

なお、震災をきっかけとするスピリチュアリティの変化を測定するため、宗教観尺度および宗教行動尺度については、回答者は震災前と震災後についてそれぞれ評価するよう求められ、変化量が算出された。各下位尺度の変化量は、1以上が「震災をきっかけに宗教観または宗教行動が肯定的に変化した（増加群）」、0が「宗教観または宗教行動に変化なし（変化なし群）」、マイナス1以下が「宗教観または宗教行動が否定的に変化した（減少群）」ことを示している。

日本語版外傷後の成長尺度（PTG尺度）：宅[21]が作成した18項目6件法の尺度。本研究では教示文の「あなたが体験した危機の結果」を「東日本大震災を経験した結果」と変更して使用した。得点が高いほど、震災後に成長を感じたことを示す。

## ●結果と考察

①各尺度の信頼性分析

各尺度の信頼性分析を行った。その結果、宗教観尺度については、震災前の「向宗教性」「霊魂観念」「加護観念」がそれぞれ $\alpha = .76; \alpha = .79; \alpha = .80$ であり、震災後がそれぞれ $\alpha = .76; \alpha = .80; \alpha = .81$ であった。宗教行動尺度については、震災前の「現世利益的行動」「慰霊的行動」「自己修養的行動」がそれぞれ $\alpha = .75; \alpha = .79; \alpha = .74$ であり、震災後がそれぞれ $\alpha = .77; \alpha = .79; \alpha = .73$ であった。また、PTG尺度は .94 であった。以上より、各尺度における信頼性係数は分析に耐え得る値と判断された。

②宗教観（向宗教性・霊魂観念・加護観念）の変化とPTG得点との関連

[向宗教性×喪失者とPTGとの関連]

向宗教性の変化（増加群／変化なし・減少群）と喪失者（あり群／なし群）を独立変数、PTG得点を従属変数とする分散分析を行った（表1）。

その結果、向宗教性の変化の主効果（$F(1, 418) = 13.46$ $p < .01$）、および喪失者の主効果（$F(1, 418) = 8.23$ $p < .01$）が有意であり、交互作用は有意でなかった（$F(1, 418) = 1.13$ *n.s.*）。したがってPTG得点は、向宗教性の変化増加群が変化なし・減少群よりも有意に高く、喪失者あり群がなし群よりも有意に高いことが示された（図1）。

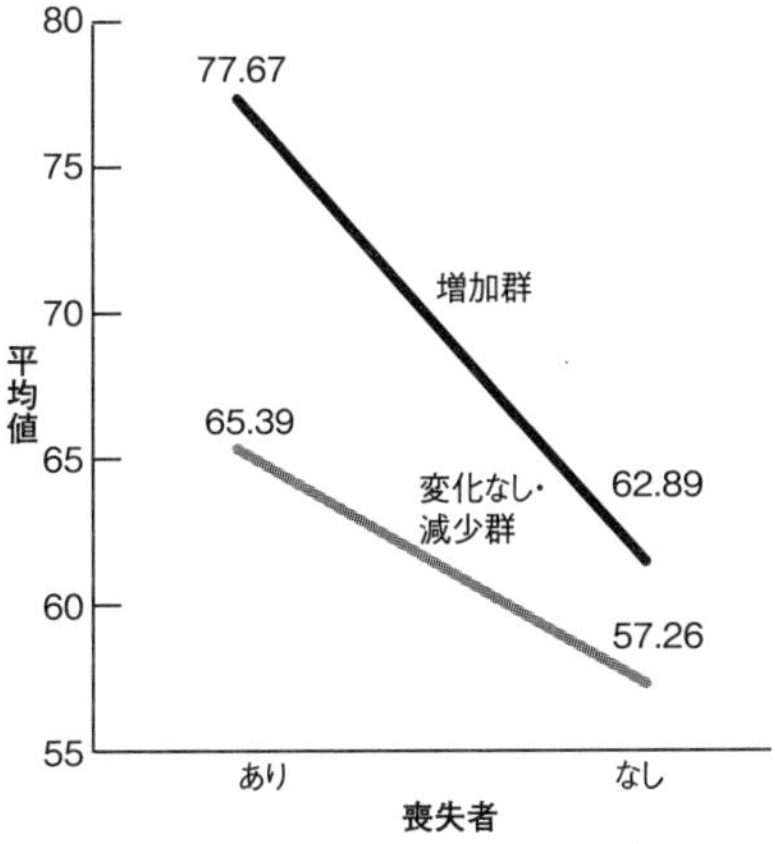


**図1　向宗教性の変化（増加群／変化なし・減少群）×喪失者（あり群／なし群）におけるPTG得点**

**表1　向宗教性の変化×喪失者のクロス集計表**（$n = 422$）

| | | 向宗教性変化 | | |
|---|---|---|---|---|
| | | 増加群 | 変化なし・減少群 | 合計 |
| 喪失者 | あり群 | 9 | 36 | 45 |
| | なし群 | 37 | 340 | 377 |
| | 合計 | 46 | 376 | 422 |

[霊魂観念×喪失者とPTGとの関連]

霊魂観念の変化（増加群／変化なし・減少群）と喪失者（あり群／なし群）を独立変数、PTG得点を従属変数とする分散分析を行った（表2）。

その結果、霊魂観念の変化の主効果（$F$（1, 418）= 12.71　$p < .01$）、および喪失者の主効果（$F$（1, 418）= 13.08　$p < .01$）が有意であり、交互作用は有意でなかった（$F$（1, 418）= .81　*n.s.*）。したがって、PTG得点は、霊魂観念の変化増加群が変化なし・減少群よりも有意に高く、喪失者あり群がなし群よりも有意に高いことが示された（図2）。

[加護観念×喪失者とPTGとの関連]

加護観念の変化（増加群／変化なし・減少群）と喪失者（あり群／なし群）を独立変数、PTG得点を従属変数とする分散分析を行った（表3）。

その結果、加護観念の変化の主効果（$F$（1, 418）= 10.59　$p < .01$）、および喪失者の主効果（$F$（1, 418）

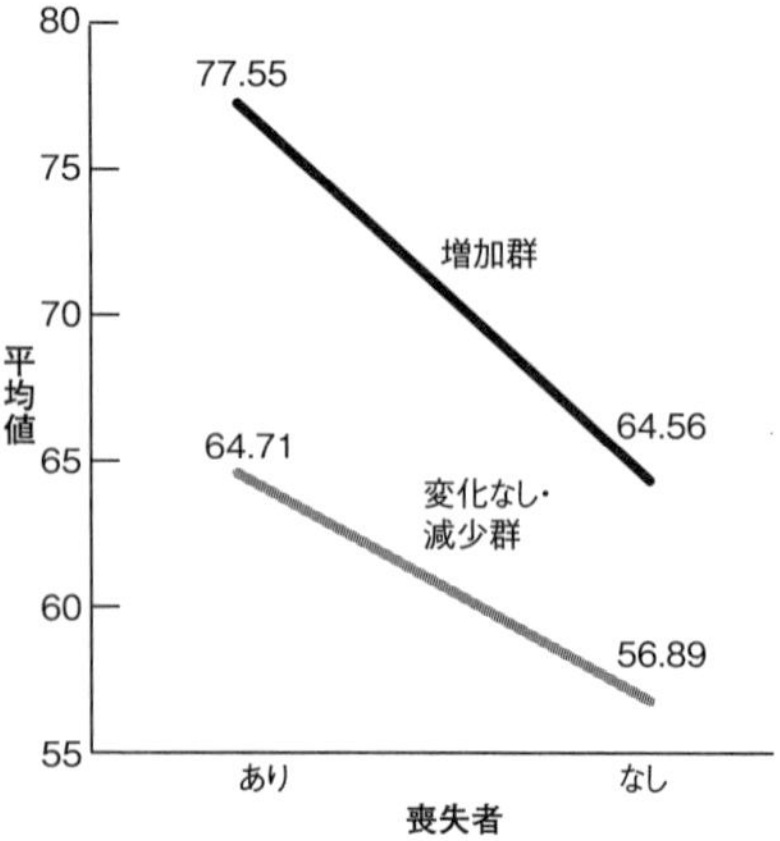


**図2　霊魂観念の変化（増加群／変化なし・減少群）×喪失者（あり群／なし群）におけるPTG得点**

**表2　霊魂観念の変化×喪失者のクロス集計表**（$n = 422$）

| | | 霊魂観念変化 | | |
|---|---|---|---|---|
| | | 増加群 | 変化なし・減少群 | 合計 |
| 喪失者 | あり群 | 11 | 34 | 45 |
| | なし群 | 45 | 332 | 377 |
| | 合計 | 56 | 366 | 422 |

＝10.23　$p < .01$）が有意であり、交互作用は有意でなかった（$F$（1, 418）＝.01　*n.s.*）。したがって、ＰＴＧ得点は、加護観念の変化増加群が変化なし・減少群よりも有意に高く、喪失者あり群がなし群よりも有意に高いことが示された（図3）。

「向宗教性」「霊魂観念」「加護観念」の変化の主効果がそれぞれ有意であったことから、震災を契機にスピリチュアリティへの態度が肯定的になった者は、変化がない者・否定的になった者と比べて、ＰＴＧ得点が有意に高いことが示された。以上より、スピリチュアリティへの態度が肯定的になることで、個人の成長（ＰＴＧ）が促される可能性が示唆された。

「向宗教性」とは、「信仰を持つことによって、人生の意味が与えられる」「宗教によって、自己の存在の意味が教えられる」「宗教は、社会的道徳を確立し、維持していくのに必要である」などが含まれ、一般的な意味でのスピリチュアリティに対する態度を尋ねる項目から構成されていた。また、「霊魂観念」は、

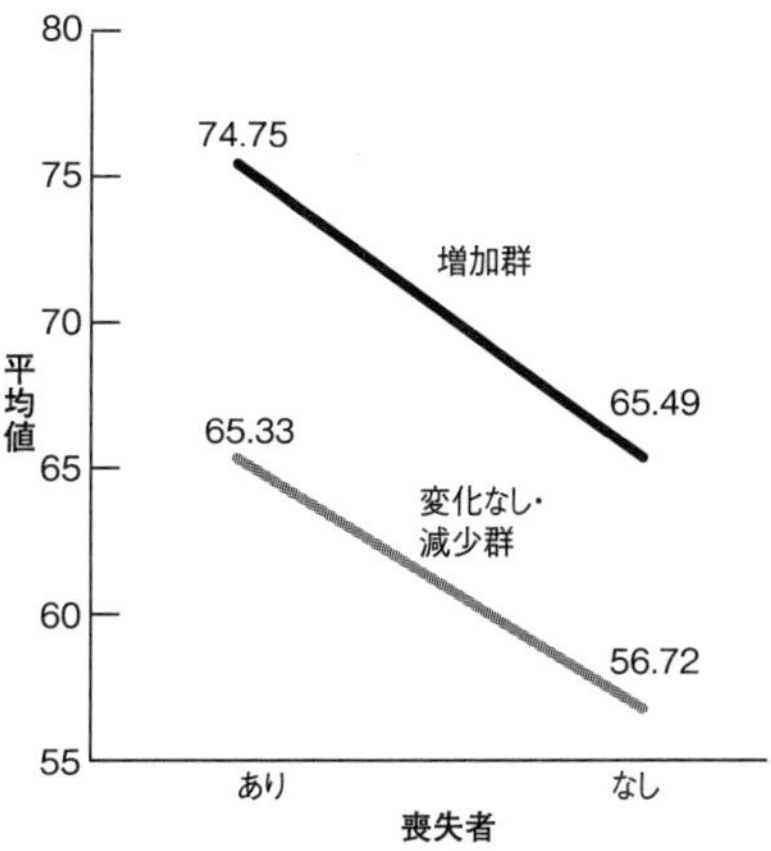


**図3　加護観念の変化（増加群／変化なし・減少群）×喪失者（あり群／なし群）におけるPTG得点**

**表3　加護観念の変化×喪失者のクロス集計表**（$n$ = 422）

| | | 加護観念変化 | | |
|---|---|---|---|---|
| | | 増加群 | 変化なし・減少群 | 合計 |
| 喪失者 | あり群 | 12 | 33 | 45 |
| | なし群 | 47 | 330 | 377 |
| | 合計 | 59 | 363 | 422 |

「死者の供養をしないとたたりがあると思う」「神や仏を粗末にすると、ばちがあたる思う」「人は死んでも繰り返し生まれ変わるものだ」などの人知を超えた存在に対する畏怖の念を中心とする態度、一方「加護観念」は、「先祖崇拝は美しい風習である」「お寺、神社、協会などから安心感を得ることができる」などの神仏への報恩感謝の念を中心とする態度を表している。金児[22]はスピリチュアリティ（向宗教性、霊魂観念、加護観念）と心理的充足感（人生の満足感、正負の感情）との関連について検討した結果、特定の宗教を信仰することが少ない一般的な日本人におけるスピリチュアリティは、積極的な幸福感の向上というよりも、むしろ不安などのネガティブな感情状態を癒す機能を持つとしている。以上を踏まえると、本研究の結果は、「向宗教性」「加護観念」「霊魂観念」の主効果がすべて有意であったことから、震災をきっかけにスピリチュアリティへの態度が肯定的になった者は、震災が起きたことによるネガティ

ブな感情が軽減されたため、PTGの促進につながったのではないかと解釈される。

一方、喪失者の有無の主効果も有意であったことから、震災によって、身近で大切な人を亡くした者は、そうでない者と比べてPTG得点が有意に高いことが示された。この点について、若島[23]は、「どのような災害に遭おうとも、生き残った人々は、生きていかなければならない。それがその個人にとってどれだけ辛いことであっても、その体験を背負って生きていかなくてはならない。悲惨な体験と生活している現実は、認知的不協和となり、生きていくからには成長していくことで認知的不協和を軽減していくように動機付けられる」としている。つまり、大事な人を失って生き残った者は、つらい経験を励みにして成長していくというよりは、どんなに苦しくとも何とか生きていかなければならないため、つらい経験を糧に生きていくことができるように自身を成長させるしかなかったと解釈するほうが自然なように思われる。

③宗教行動（現世利益的行動・慰霊的行動・自己修養的行動）の変化とPTG得点との関連

次に、宗教観と同様に、宗教行動の変化（現世利益的行動・慰霊的行動・自己修養的行動）と喪失者を独立変数、PTG得点を従属変数とする2要因分散分析を行った。その結果、宗教行動（増加群／変化なし・減少群）×喪失者（あり／なし）における4群の人数に偏りが生じたため、2要因の分散分析を断念し、t検定を行うこととした。

t検定の結果、現世利益的行動（$t$（420）= -2.07　$p$ < .05）と慰霊的行動（$t$（420）= -2.38　$p$ < .05）において有意差がみられた。一方、自己修養的行動においては有意差が認められなかった（$t$（420）= -

1.44 *n.s.*)。したがってＰＴＧ得点は、現世利益的行動および慰霊的行動の変化増加群が変化なし・減少群よりも有意に高いことが示された（図４）。

本研究の結果より、震災をきっかけに変化した宗教行動のうち「現世利益的行動」および「慰霊的行動」はＰＴＧと関連していることが示されたが、「自己修養的行動」はＰＴＧとの関連が認められなかった。回答者のうち、震災をきっかけに「現世利益的行動」が増加した者は、震災が起きたことによる強い不安を、「初詣に行く」「お守りやお札など縁起物を自分の身の回りにおいている」といった現世利益的行動によって何とか和らげようとしたのではないかと考えられる。また、実際にこれらの行動をとっていく過程でＰＴＧが促されていったと推察される。

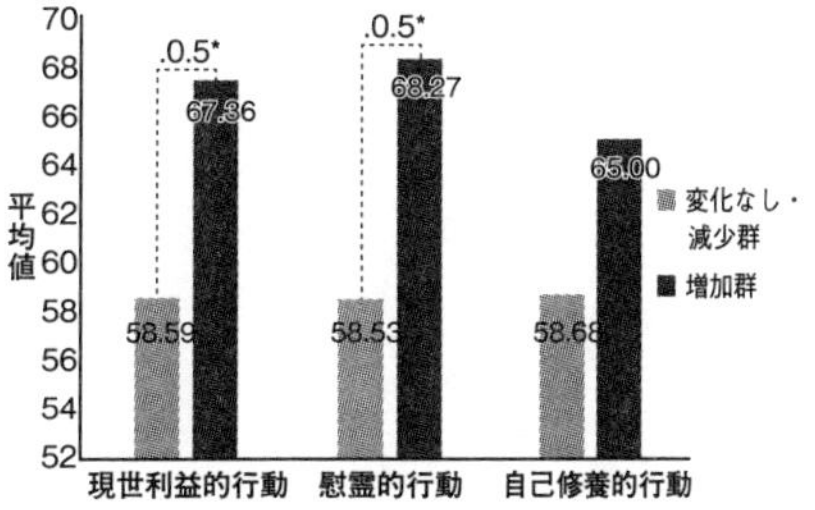


**図４　宗教行動の変化（増加群／変化なし・減少群）におけるPTG得点**

次に、慰霊的行動が増加した者は、「お墓参りをしている」「仏壇にお花やお仏飯をそなえる」などの「慰霊的行動」をすることで、多くの犠牲者を出した震災という目を背けたくなるようなつらく悲しい出来事に向き合っていくことができたため、その結果（あるいは過程）でＰＴＧが促進されていったのではないかと解釈される。この点について、三木[24]が、阪神・淡路大震災後、一般の被災者たちが自ら宗教的な儀式を実践し、それに励まされて復興に向かい歩み進めたという事実を報告していることとも一致するだろう。

一方、「自己修養的行動」はＰＴＧとの関連がみられなかったが、本研究は特定の宗教を信仰していない者を対象としているため、「聖典・

経典など宗教関係の本を折にふれて読む」「礼拝、おつとめ、布教など宗教的な行いをしている」などの項目から構成される自己修養的行動の関連が認められなかったのは当然の結果といえるだろう。

## 5 総合考察

本研究では、スピリチュアリティへの態度や行動が震災をきっかけに肯定的に変化することよって、個人の心理的成長が促進されることが示された。本研究は個人内のスピリチュアリティの変化と外傷体験後の心理的成長との関連を定量的データにより示したという点において意義のあるものといえるだろう。しかしながら、東日本大震災後の人々のスピリチュアリティの高まりに関するエピソードデータからは、スピリチュアリティの変化やそれに伴う心理的成長が、個人内の認知的な変化だけにとどまらない対人関係上の変化をもたらし得ることが示唆されており、この点については今後さらなる検討が必要だと考えられる。

たとえば、長谷川・若島[1]では、被災して不眠になった夫が、夜ごと、被災した沿岸に車で向かい、犠牲者を想い合掌し涙する様子を心配し止めようとする家族の事例を紹介している。この事例では、夫を心配して犠牲者への追悼行為を止めようとする家族の解決努力に対して、「日を決めて、家族総出で犠牲者を弔う」という家族儀式（ファミリー・リチュアル）を実施するよう介入することによって家族関係を変化させ、その後の成功につながったという。この事例においては、宗教的行為を通じて自身の被災体験に関するネガティブなイメージやサバイバーズ・ギルト（生き残った者の持つ罪悪感）

についての認知的再体制化ということに加え、自分自身の気持ちや行いに精一杯寄り添ってくれる家族という存在を通じて震災以降失われていた基本的な安心感を取り戻すことができたという作用がもたらされたとも考えられる。

東日本大震災に関する報道において「慰霊」「鎮魂」という言葉が各種メディアにおいて数多く用いられてきたが、そうしたスピリチュアリティを前提とした言葉は被災者に大きな違和感を生むことなく受け入れられてきた。このことについて岡尾ら[25]は、「(慰められるべき)霊が存在すること、遺族を見守る魂のすぐ傍らに存在することが人々に想定されていると理解されよう。すなわち、(被災者を含む)人々の心底には宗教性が伏在している。そして人々は、生き続ける自分たち(現世)と犠牲になった者たち(他界)との関係が断絶せず続いてゆくことを望んでいるのである」と説明している。この言説は、日本人のスピリチュアリティとして根底に根づいている「ご先祖様が見守ってくださっている」などの考え方や「お墓参りをする」「仏壇に手を合わせる」などの行動は、われわれにとって自然で違和感のない受け入れやすいものであることを意味している。こうした宗教への傾倒が地域行事への参加を通じて地域コミュニティの絆を強めたり、家族関係を強固にしたり、ひいては個人の心理的成長を促すのであれば、スピリチュアリティという概念は震災からのこころの回復を考えるうえで重要なツールとなるだろう。

＊付　記　東日本大震災発生後、東北大学大学院教育学研究科臨床心理研究コース内では、『ＰＴＧ（Posttraumatic Growth）リサーチシックス』という研究プロジェクトが開始されました。本研究は、この研究プロジェクトの中のひとつによるものです。なお、調

査の一部において、日本臨床心理士養成大学院協議会と東日本大震災PTG活動基金の助成を得たことを記し、感謝いたします。


## 文献

（1）長谷川啓三・若島孔文（二〇一三）喪失と家族の再生に向けて：システム論の有効性と災害支援．日本家族心理学会（編）『災害支援と家族再生（家族心理学年報30）』金子書房　一七～三三頁

（2）稲葉圭信（二〇一二）東日本大震災における宗教者と宗教研究者．『宗教研究』86　二一九～二四二頁

（3）谷山洋三（二〇一二）災害時のチャプレンの働き：その可能性と課題．『宗教研究』86　三四七～三六七頁

（4）渡邊太（二〇〇一）「心のケア」の諸相：阪神淡路大震災被災地の宗教意識調査から．『ソシオロジ』45　一九～三四頁

（5）Patrick, V. & Patrick, W.K. (1981) Cyclone'78 in Sri LanKa : The mental health trail. *British Journal of Psychiatry, 138,* 210-216.

（6）Ollendick, D.G. & Hoffman, S.M.（1982）Assesment of psychological reactions in disaster victims. *Journal of Community Psychology, 10,* 157-167.

（7）Shaw, A., Joseph, S. & Linley, P.A.（2005）Religion, spirituality, and posttraumatic growth: A systematic review. *Mental Health, Religion & Culture, 8,* 1-11.

（8）渡邊太（二〇〇一）被災地で宗教に臨むこと．三木英（編著）『復興と宗教：震災後の人と社会を癒すもの』東方出版

（9）電通総研・日本リサーチセンター（編）（二〇〇八）『世界主要国価値観データブック』同友館

（10）河合隼雄（二〇〇六）日本の精神性と宗教．河合隼雄・鎌田東二・山折哲雄・橋本武人『日本の精神性と宗教』創元社　一八頁

(11) 金児暁嗣（監修）／松島公望・河野由美・杉山幸子・西脇良（編）（二〇一一）『宗教心理学概論』ナカニシヤ出版

(12) 金児暁嗣（一九九五）若者と宗教 高木修（編）『社会心理学への招待：若者の人間行動学』有斐閣 三四〜五六頁

(13) 安藤泰至（二〇〇八）「スピリチュアリティ」概念の再考：スピリチュアリティは霊的世界観を前提とするか？ 東洋英和女学院大学死生学研究所（編）『「スピリチュアル」をめぐって（死生学年報）』リトン 五〜二五頁

(14) Tedschi, R.G. & Calhoun, L.G. (1996) The posttraumatic growth inventory: Measuring the positive legacy of trauma. *Journal of Traumatic Stress, 9*, 455-471.

(15) Tedschi, R.G. & Calhoun, L.G. (2004) Posttraumatic growth: Conceptual foundations and empirical evidence. *Psychological Inquiry, 15*, 1-18.

(16) Berg, I.K. & Dolan, Y.M. (2001) *Tales of solutions: A collection of hope-inspiring stories*. New York: Norton. [I・K・バーグ・Y・M・ドラン／長谷川啓三（監訳）（二〇〇三）『解決の物語：希望がふくらむ臨床事例集』金剛出版]

(17) Calhoun, L.G., Cann, A., Tedeschi, R.G. & McMillan, J. (2000) A correlational test of the relationship between posttraumatic growth, religion, and cognitive processing. *Journal of Traumatic Stress, 13*, 521-527.

(18) Laufer, A. & Solomon, Z. (2006) Posttraumatic symptoms and posttraumatic growth among Israeli youth exposed to terror incidents. *Journal of Social and Clinical Psychology, 25*, 429-447.

(19) Armeli, T., Gunthert, K.C. & Cohen, L.H. (2001) Stressor appraisals, coping, and post-event outcomes: The dimensionality and antecedents of stress-related growth. *Journal of Social and Clinical Psychology, 20*, 366-395.

(20) 金児暁嗣（一九九七）『日本人の宗教性：オカゲとタタリの社会心理学』新曜社

(21) 宅香菜子（二〇一〇）がんサバイバーのPosttraumatic Growth『腫瘍内科』5 二一一〜二一七頁

(22) 金児曉嗣（一九九八）宗教と心理的充足感．濱口恵俊（編著）『世界のなかの日本型システム』新曜社
(23) 若島孔文（二〇一三）大規模災害に対する心理社会支援のあり方．長谷川啓三・若島孔文（編）『震災心理社会支援ガイドブック：東日本大震災における現地基幹大学を中心にした実践から学ぶ』金子書房
(24) 三木英（二〇一二）阪神淡路大震災被災地における宗教の「当時」と「いま」．『宗教研究』86 四二一～四四六頁
(25) 岡尾将秀・渡邊太・三木英（二〇一三）阪神・淡路大震災における心のケア．稲場圭信・黒崎浩行（編著）『震災復興と宗教』明石書店

# あとがき

執筆者は皆、東日本大震災で被災体験をした心理士であり、研究者たちである。いわば被災者である。しかしながら、より深刻な被害を受けた人々を目の当たりにしたとき、すっかり自分たちが被災していることを忘れたかのように、膨大な震災支援活動と数多くの研究が行われてきた。私の研究室にはたくさんの段ボール箱が置かれているが、これらはすべて研究のデータである。東日本大震災から4年が経過し、問題が解決されたわけではないのだが、大津波の被害を受けた地域では少しずつ落ち着きを取り戻してきている。今、仮設住宅から震災復興住宅への移転が行われているところであり、私たちの支援活動は縮小したが、今も継続中である。

さて、本書で紹介したリサーチ・シックスは、①行政職員の健康調査、②震災川柳の研究、③コミュニティ・仮設住宅の支援研究、④T−RACOの開発、⑤震災カップルの研究、⑥スピリチュアリティと心的外傷後成長の研究から成り立っている。

行政職員の健康調査は、縦断データに基づいた貴重な研究であり、ともすると、私たちは二〇一一年三月一一日に生じた震災体験（例えば、PTSD）に目を向けがちであるが、その後に生じているさまざまな問題に対する苦悩（ストレス反応）に目を向けることが必要であることを明確に示せたのではないだろうか。今後は初期条件だけではなく、その後、時間の経過や状況の変化に伴って生じているさまざまな問題に対する研究を継続していくことの重要性を示している。

震災川柳の研究は、震災時の苦痛な体験を言葉にして和らげていくことについて、専門家である私たちの想像を超えた川柳という方法があること、それが自然発生的に行われていたことを明らかにしてくれた。文化というのは実は問題解決の知恵の蓄積なのではないかということに、私たちは気づきはじめたのである。専門家は自らの方法を押しつけるのではなく、まずは観察し、自然発生的で、うまく進んでいる出来事に着目し、活用することの重要性を示している。

コミュニティ・仮設住宅の支援研究では、専門家が住民と共にあること、そして、住民が自律性と有能感をもって問題解決に取り組めることの重要性に目が向けられている。住民やコミュニティ自らがシステムを自己組織化していく行為をサポートする。それこそが心理の専門家による震災支援の基本であり、そのような意味であるべき姿を示しているのではないだろうか。

T－RACOの開発は、震災時の心理的支援にあたって、私たち心理の専門家が身体を用いた分かりやすい道具を持つことが利点であることから開発されたものである。私たちはT－RACOを特別な道具であるとは考えていない。受け手に分かりやすく、少なくとも効果的である道具が必要であっただけである。実際には、私たちは動作法をはじめ、日本TFT協会の研修を受けながら、TFTなども活用させていただいた。

震災カップルの研究は、震災というインシデントを契機に結婚していくカップルに焦点を当てている。より高次のシステムの変化が、カップルという小さなシステムに影響を与えていく過程を私たちは知ることができた。このことは震災後すぐには国内の自殺者数が大きく減ったことと類似する現象である。ちなみに、実際に震災により結婚率が増加しているわけではない。私たちの研究で示していることは、震災というインシデントを契機に結婚していくカップルがいるという現象であり、その詳細にすぎない。

スピリチュアリティと心的外傷後成長（ＰＴＧ）の研究では、スピリチュアリティとＰＴＧという、いわば、これまでの震災では見過ごされがちであった問題に検討が加えられた。私たち専門家は病気や障害で人間を切り取ってはならない。私たち専門家は人間と人間の生活を見ていかなくてはならない。そのことを明確に示している。

以上、東日本大震災の発生直後から数年間にわたる私たちの6つの研究は、心理の専門家が人間と人間の生活、別の言葉で言うと、個というシステムとより高次の社会的システムをとらえて、震災支援を立体視していく必要性を示したものとも言えるのではないだろうか。東日本大震災と同規模の大震災は、今後も日本各地で発生しうる。読者の皆様には一つひとつの研究の出来栄えではなく、被災地で実際に有効な支援を模索する中でこのような視点が生まれたことをご理解いただき、これからの実践や研究のヒントとなれば望外である。

二〇一五年六月　東日本大震災の発生から5年目を迎えた年に

若島孔文

## 付記

私たちの研究活動はさまざまな人々や組織・団体のサポートと協力の中で行われてきた。被災者として研究にご協力くださった皆様、そして、地域のNPOであるパーソナル・サポート・センターの皆様に、深くこころから感謝いたします。また、以下の助成により研究活動が進められたことに、ここに記して感謝申し上げます。

『震災復興時のストレスケアに関わる長期的研究』日本臨床心理士養成大学院協議会第3回　平成23（2011）年度研究助成特別課題研究助成（研究代表者：長谷川啓三）

『東日本大震災における長期的支援プランの構築とその効果に関する研究』財団法人明治安田こころの健康財団　平成23（2011）年度研究助成（研究代表者：長谷川啓三）

『包括的ストレス反応尺度の開発、及びその使用に基づく被災地でのメンタルヘルス対策』独立行政法人日本学術振興会　平成25（2013）年度科学研究費補助金基盤研究(C)（研究代表者：若島孔文）

『東日本大震災に関連するメンタルヘルス総合対策事業の効果測定』平成24年度地方公務員災害補償基金委託研究（研究代表者：若島孔文・長谷川啓三）

『東日本大震災に関連する地方公共団体職場におけるメンタルヘルスの実態把握』平成25年度地方公務員災害補償基金委託研究（研究代表者：若島孔文）

**分担執筆者**（五十音順）

赤木麻衣（あかき　まい）　東北大学大学院教育学研究科 博士課程

浅井継悟（あさい　けいご）　東北大学大学院教育学研究科 博士課程

板倉憲政（いたくら　のりまさ）　岐阜大学教育学部学校教育講座 助教

栗田康史（くりた　やすふみ）　東北大学農学部・農学研究科　事務

小泉達士（こいずみ　たつし）　福岡少年鑑別所

狐塚貴博（こづか　たかひろ）　作新学院大学大学院心理学研究科 准教授

小林　智（こばやし　たく）　東北大学大学院教育学研究科 博士課程

佐藤実沙（さとう　みさ）　札幌保護観察所

三道なぎさ（さんどう　なぎさ）　東北大学大学院教育学研究科 博士課程

高橋恵子（たかはし　けいこ）　みやぎ県南中核病院

田松花梨（たまつ　かりん）　世田谷区スクールカウンセラー

張　新荷（ちょう　しんか）　東北大学大学院教育学研究科 博士課程

富永紀子（とみなが　のりこ）　仙台家庭裁判所

野口修司（のぐち　しゅうじ）　石巻市役所

平泉　拓（ひらいずみ　たく）　東北福祉大学総合福祉学部 助教

牧田理沙（まきた　りさ）　仙台市立中山小学校

松本宏明（まつもと　ひろあき）　志學館大学人間関係学部 講師

森川夏乃（もりかわ　なつの）　東北女子大学家政学科 講師

山形千遥（やまがた　ちはる）　東北大学大学院教育学研究科 博士課程

兪　幜蘭（ゆ　きょんらん）　東北大学大学院教育学研究科 博士課程

**編者紹介**

**長谷川啓三**（はせがわ　けいぞう）
東北大学大学院教育学研究科教授。教育学博士。臨床心理士、家族心理士。専門は家族療法、ブリーフセラピー。著書は『ソリューション・バンク：ブリーフセラピーの哲学と新展開』（金子書房）、『震災心理社会支援ガイドブック：東日本大震災における現地基幹大学を中心にした実践から学ぶ』（共編著、金子書房）、『解決志向ブリーフセラピーハンドブック：エビデンスに基づく研究と実践』（共訳、金剛出版）など。

**若島孔文**（わかしま　こうぶん）
東北大学大学院教育学研究科准教授。博士（教育学）。臨床心理士、家族心理士。専門はブリーフセラピー、構造的家族療法、行動療法。著書は『ブリーフセラピー講義：太陽の法則が照らすクライアントの「輝く側面」』（金剛出版）、『家族療法プロフェッショナル・セミナー』（金子書房）、『匠の技法に学ぶ実践・家族面接』（共著、日本評論社）、『ブリーフセラピーの登龍門　改訂新版』（共編著、アルテ）など。

新曜社

**大震災からのこころの回復**
**リサーチ・シックスとPTG**

初版第1刷発行　2015年8月8日

編　者　長谷川啓三・若島孔文
発行者　塩浦　暲
発行所　株式会社　新曜社
〒101-0051　東京都千代田区神田神保町3-9
電話（03）3264-4973㈹・Fax（03）3239-2958
E-mail：info@shin-yo-sha.co.jp
URL：http://www.shin-yo-sha.co.jp/
印　刷　メデューム
製　本　イマヰ製本所


ISBN978-4-7885-1440-9　C3011

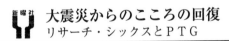